中医康复护理适宜技术实训手册

主　审　　吴焕淦　陆静波

主　编　　齐昌菊　唐　颖　朱　慧

副主编　　王　琳　瞿　梅　王立昊

编　委　　施苗青　葛　谈　严春燕　倪微微
　　　　　毛　悦　王　瑜　石苗青　丁　雁
　　　　　卫晓霞　赵凉瑜　郁　丹　朱丽春
　　　　　朱丹红　彭　利　沈　晨　陈燕丽
　　　　　汤剑斌　陈　波　唐燕萍　陆燕华

U0188366

上海科学技术出版社

图书在版编目（CIP）数据

中医康复护理适宜技术实训手册 / 齐昌菊，唐颖，
朱慧主编. -- 上海 ： 上海科学技术出版社，2024. 7.
ISBN 978-7-5478-6691-7

Ⅰ. R247.9；R248

中国国家版本馆CIP数据核字第2024LD2517号

中医康复护理适宜技术实训手册

主编　齐昌菊　唐　颖　朱　慧

上海世纪出版（集团）有限公司
上 海 科 学 技 术 出 版 社　出版、发行
（上海市闵行区号景路 159 弄 A 座 9F‐10F）
邮政编码 201101　　www.sstp.cn
常熟市华顺印刷有限公司印刷
开本 720×1000　1/16　印张 17
字数 220 千字
2024 年 7 月第 1 版　2024 年 7 月第 1 次印刷
ISBN 978‐7‐5478‐6691‐7/R·3042
定价：88.00 元

内 容 提 要

　　本书精选 7 类 36 种中医康复护理适宜技术,分别从定义、常用穴位、适应证及禁忌证、操作前准备工作、操作步骤、疗程、用物处理原则等方面进行介绍,同时附加各项适宜技术的操作流程图及操作考核评分标准表,旨在为临床中医康复护理提供操作指导和技术支持,有助于促进中医康复护理适宜技术的推广普及。书中内容简明扼要,突出了实用性、规范性。

　　本书可供各级中医、中西医结合医疗机构的临床护理人员实践参考选用,也可供各类中医药院校临床护理专业师生阅读参考。

序
PREFACE

中医康复护理遵循中医学整体观、辨证论治的理论指导，强调系统化护理和个性化施护相结合，主张"调理身心、平衡阴阳"，与现代护理学"以人的健康为中心"的主张异曲同工，是中医临床康复护理工作的特色之处。近年来，党和国家对中医药传承创新事业给予大力支持和推动，中医康复护理适宜技术经广泛应用和积累，不断向系统化、标准化发展。在临床康复护理实践中，中医康复护理适宜技术以其简便易行、相对安全、创伤小、见效快、适用范围广、易于普及等特点得到广泛认可。

本书作者团队是一批长期从事中医临床工作的医护工作者，他们结合多年持续改进的临床实践和经验积累，针对常用的中医康复护理适宜技术，分别从"知识概念阐释""实践操作指导"和"质量考核评价"三方面进行介绍与指导，旨在为广大中医临床护理工作者和中医爱好者提供学习借鉴和实践经验分享。同时，本书也是对临床中医康复护理适宜技术标准化、规范化体系建设的一项探索。

传承精华、守正创新，中医康复护理未来可期。相信在中医文化的滋养和现代人文理念的浸润下，在我辈护理同道的拼搏进取下，中医康复护理定将深入人心，中医康复护理的特色定会越做越浓，中医康复护理的发展势必蓬勃兴旺！让我们携手共同开创中医康复护理事业更广阔的未来！

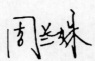

（周兰姝教授系国务院学位委员会第八届学科评议组护理学组召集人，老年长期照护教育部重点实验室主任，上海中医药大学护理学院院长）

2024 年 7 月

前　言
FOREWORD

　　伴随着现代医学的发展,中医康复护理适宜技术经历了从探索实践、辨证归纳、改进创新到不断迈向标准化、规范化的发展过程。实践表明,中医康复护理适宜技术的总结运用,对于提高临床护理效果、保障病人安全具有重要的意义。

　　本书筛选了 31 项临床中运用较为普遍的中医康复护理适宜技术,加上 5 项中医导引术(共计 36 项中医康复护理适宜技术),通过逐一阐述每项适宜技术的定义、常用穴位、适应证、禁忌证,介绍操作前准备工作、操作步骤、疗程、用物处理等注意事项,并配以操作流程图及操作考核评分标准,旨在为临床中医康复护理适宜技术的运用提供一套标准化、规范化的操作指导和考核依据。同时,也让读者更直观、更清晰地抓住操作要领,学习和掌握操作流程,更好地服务于中医临床护理工作。

　　本书适用于各级中医医疗机构临床康复护理实践,包括但不限于中医科、康复科、老年病科等。中医康复护理适宜技术适用于多种疾病的治疗和康复过程,如感冒、咳嗽、胃痛等常见病症,以及慢性病、老年病等需要长期护理的情况。同时,书中涉及的适宜技术也适用于不同年龄段的病人,从儿童到老年人,均可以根据具体情况选择合适的中医康复护理适宜技术操作。书中涉及的操作规范和考核量表等,亦可为提升护理质量内涵和护理质控管理提供借鉴。

　　由于编者水平有限,本书在编写过程中难免存在一些疏漏或不当之处,敬请广大读者提出宝贵意见。

编者

2024 年 7 月

目 录
CONTENTS

第一章

罐 类 技 术

第一节 拔　　罐

(一) 定义

拔罐技术是以罐为工具,利用燃烧、抽吸、蒸汽等方法,排出罐内空气,形成罐内负压,使罐吸附于腧穴或相应体表部位,使局部皮肤充血或瘀血,达到温通经络、祛风散寒、消肿止痛、吸毒排脓等防治疾病效果的一种中医外治技术,包括留罐法、闪罐法及走罐法三种。拔罐时要选择适当体位和肌肉丰满的部位。

(二) 常用穴位

1. 头痛、颈肩痛:阿是穴、大椎、肩井等穴。
2. 腰背痛:阿是穴、腰阳关、大肠俞、命门等穴。
3. 风寒型感冒所致咳嗽等:大椎、风门、肺俞、委中及曲池等穴。
4. 胃脘疼痛:脾俞、胃俞、肾俞、肝俞、足三里等穴。

(三) 适应证

拔罐技术适应于头痛、颈肩痛、腰背痛、风寒型感冒所致咳嗽及胃脘痛等症状。

(四) 禁忌证

1. 有凝血功能障碍、呼吸衰竭、重度心脏病、严重消瘦、严重水肿者,以及孕妇的腹部、腰骶部等,不宜行拔罐。
2. 精神过于紧张、醉酒、过饥、过饱、过劳、抽搐或不合作者不宜行拔罐技术。
3. 皮肤失去弹性、全身高度水肿者及恶性肿瘤病人不宜行拔罐技术。
4. 局部有疝病(如脐疝、腹壁疝、腹股沟疝等)、静脉曲张等不宜行拔罐技术。
5. 骨骼凹凸不平及毛发较多的部位均不适宜行拔罐技术。
6. 面部及儿童、年老体弱者拔罐的吸附力不宜过大。

（五）操作前准备工作

1. 评估

（1）病室环境及温度。

（2）主要症状、既往史、凝血机制、是否妊娠或月经期。

（3）病人体质及对疼痛的耐受程度。

（4）拔罐部位的皮肤情况。

（5）对拔罐操作的接受程度。

2. 告知

（1）拔罐的作用、操作方法，留罐时间一般为 10～15 min。应考虑个体差异，儿童酌情递减。

（2）由于罐内空气负压吸引的作用，局部皮肤会出现与罐口相当大小的紫红色瘀斑，此为正常表现，数日方可消除。病人治疗当中如果出现不适，及时通知护士。

（3）拔罐过程中如出现小水疱不必处理，可自行吸收，如水疱较大，护士会做相应处理。

（4）拔罐后可饮一杯温开水，夏季拔罐部位忌风扇或空调直吹。

3. 用物准备：治疗盘，罐数个（包括玻璃罐、陶罐、竹罐、抽气罐等），润滑剂，止血钳，95%酒精棉球，打火机，小口瓶，清洁纱布或自备毛巾。必要时备屏风、毛毯。

（六）操作步骤

1. 操作前后均应洗手或进行手消毒，操作人员手部皮肤破损、接触或可能接触病人血液、体液、分泌物及其他感染性物质时应戴手套。

2. 核对医嘱，根据拔罐部位选择火罐的大小及数量，检查罐口周围是否光滑，有无缺损裂痕。病人排空二便，做好解释说明工作。

3. 备齐用物，携至治疗床旁。

4. 协助病人取合理、舒适体位。

5. 充分暴露拔罐部位，注意保护病人隐私及保暖。

6. 以玻璃罐为例：使用闪火法、投火法或贴棉法将罐体吸附在选定部位上。

7. 观察罐体吸附情况和皮肤颜色，询问有无不适感。

8.起罐时,左手轻按罐具,向左倾斜,右手食(示)指或拇指按住罐口右侧皮肤,使罐口与皮肤之间形成空隙,空气进入罐内,顺势将罐取下。不可强行上提或旋转提拔。

9.操作完毕,协助病人整理衣着,安置舒适体位,整理床单位。

10. 常用拔罐手法

(1)闪罐:以闪火法或抽气法使罐吸附于皮肤后,立即拔起,反复吸拔多次,直至皮肤潮红发热的拔罐方法,以皮肤潮红、充血或瘀血为度。操作过程中动作轻、快、准;至少选择3个口径相同的火罐轮换使用,以免罐口烧热烫伤皮肤。

(2)走罐:又称推罐。先在罐口或吸拔部位上涂一层润滑剂,将罐吸拔于皮肤上,再以手握住罐底,稍倾斜罐体,前后推拉,或做环形旋转运动,如此反复数次,至皮肤潮红、深红或起痧点为止。操作过程中选用口径较大、罐壁较厚且光滑的玻璃罐;施术部位应面积宽大、肌肉丰厚,如胸背、腰部、腹部、大腿等。

(3)留罐:又称坐罐。即火罐吸拔在应拔部位后留置 10～15 min,适用于临床大部分病症。操作过程中儿童拔罐力量不宜过大,时间不宜过长;在肌肉薄弱处或吸拔力较强时,则留罐时间不宜过长。

(七)疗程

拔罐周期为每周 2～3 次,1 周为 1 个疗程。如果皮肤变紫没有恢复,休息 3～5 d,继续下一个疗程。如果拔罐治疗急性疾病,一般根据病情确定拔罐时间,达到效果即可停止拔罐。

(八)用物处理原则

采用罐具时,须遵循一人一用、彻底洗净及消毒的原则。并提倡具备条件的医疗单位将拔罐工具提交消毒供应中心进行统一消毒处理。优先考虑运用机械清洗和高温湿热的消毒方式。

(齐昌菊　施苗青)

附录一：拔罐技术操作流程图

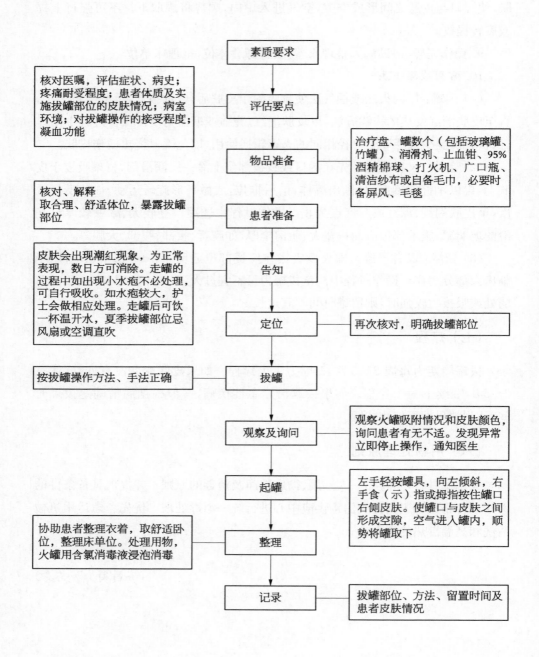

核对医嘱，评估症状、病史；疼痛耐受程度；患者体质及实施拔罐部位的皮肤情况；病室环境；对拔罐操作的接受程度；凝血功能 —— 评估要点

素质要求

评估要点

物品准备 —— 治疗盘、罐数个（包括玻璃罐、竹罐）、润滑剂、止血钳、95%酒精棉球、打火机、广口瓶、清洁纱布或自备毛巾，必要时备屏风、毛毯

核对、解释 取合理、舒适体位，暴露拔罐部位 —— 患者准备

皮肤会出现潮红现象，为正常表现，数日方可消除。走罐的过程中如出现小水疱不必处理，可自行吸收。如水疱较大，护士会做相应处理。走罐后可饮一杯温开水，夏季拔罐部位忌风扇或空调直吹 —— 告知

定位 —— 再次核对，明确拔罐部位

按拔罐操作方法、手法正确 —— 拔罐

观察及询问 —— 观察火罐吸附情况和皮肤颜色，询问患者有无不适。发现异常立即停止操作，通知医生

起罐 —— 左手轻按罐具，向左倾斜，右手食（示）指或拇指按住罐口右侧皮肤。使罐口与皮肤之间形成空隙，空气进入罐内，顺势将罐取下

协助患者整理衣着，取舒适卧位，整理床单位。处理用物，火罐用含氯消毒液浸泡消毒 —— 整理

记录 —— 拔罐部位、方法、留置时间及患者皮肤情况

附录二：拔罐技术操作考核评分标准

项目	分值	技 术 操 作 要 求	标准分	得分	备注(扣分内容)
素质要求	4	仪表大方,举止端庄、态度和蔼	2		
		戴表,服装、鞋帽整洁	2		
核对	4	核对医嘱	4		
评估	6	临床症状、既往史、凝血功能、是否妊娠或月经期	3		
		拔罐部位皮肤情况、对疼痛的耐受程度	3		
用物准备	6	洗手,戴口罩	3		
		备齐并检查用物	3		
环境和病人准备	8	病室整洁、保护隐私、注意保暖、避免对流风	4		
		协助病人取舒适体位,充分暴露拔罐部位	4		
操作过程	50	核对医嘱	5		
		用止血钳夹住干湿度适宜的酒精棉球,点燃,勿烧罐口,稳、准、快速将罐吸附于相应的部位上	3		
		灭火动作规范	5		
		询问病人感受：舒适度、疼痛情况	5		
		观察皮肤：红紫程度、水疱、破溃	5		
		告知相关注意事项	5		
		协助病人取舒适体位,整理床单位	8		
		洗手,再次核对,记录时间	6		
		手法：一手扶罐具,一手手指按住罐口皮肤	2		
		观察并清洁皮肤,有水疱或破溃及时处理	3		
		协助病人取舒适体位,整理床单位	3		

（续表）

项目	分值	技 术 操 作 要 求	标准分	得分	备注(扣分内容)
操作后处置	6	用物按《医疗机构消毒技术规范》处理	2		
		洗手	2		
		记录	2		
评价	6	流程合理、技术熟练、局部皮肤无损伤、询问病人感受	6		
理论提问	10	拔罐的禁忌证	10		
		拔罐的注意事项			
本人已知晓扣分原因及正确操作步骤 签名：			得分：		

第二节 药 物 罐

(一) 定义

药物罐技术是在中医经络腧穴理论指导下,将竹罐在药液中煮沸 1~2 min 后提出,吸去表面水分,趁热按在皮肤上 10 min 左右,以达到行气活血、舒筋止痛的一种中医外治技术。

(二) 常用穴位

1. 颈部疼痛、上肢麻木,血瘀气滞:大肠俞、腰眼、肾俞、阿是穴等穴。
2. 养心安神,风寒痹阻:大椎、神道、心俞、脾俞等穴。

(三) 适应证

药物罐技术适用于因颈部筋骨、肌肉受损,经脉痹阻不通,出现颈部疼痛、活动不利、上肢麻木等,可舒筋活血、通络止痛等。

(四) 禁忌证

1. 中度或重度心脏病、活动性肺结核病人不宜应用药物罐技术。
2. 高度过敏及毛发较多的部位不宜应用药物罐技术。
3. 高热、全身剧烈抽搐或痉挛者不宜应用药物罐技术。
4. 有出血倾向、施术部位溃疡者不宜应用药物罐技术。
5. 局部有疝疾病者不宜应用药物罐技术。

(五) 操作前准备工作

1. 评估
(1) 病室环境、室温适宜。
(2) 既往史,是否月经期、是否妊娠、有无出血性疾病。
(3) 体质及对疼痛的耐受程度,消除顾虑与恐惧,树立治疗信心。

（4）查看病人拔罐部位的皮肤情况。

（5）病人对拔罐操作的接受程度。

2. 告知

（1）拔罐操作时一般留罐时间为 10 min。

（2）局部皮肤若出现与罐口相当大小的紫红色瘀斑，为正常表现。不必担心，数日后可消除。

（3）出现小水疱不必紧张，可自行吸收。若水疱较大，及时告知医护会做相应处理。

（4）拔罐结束后不宜立即食生冷食物，可饮用温水，拔罐后 30 min 内不宜洗冷水澡。

（5）冬季应避免感受风寒，夏季避免风扇、空调直吹拔罐部位。

3. 用物准备：治疗车，电饭锅，罐数个（中药液煎煮过的竹罐），润滑剂，卵圆钳，清洁纱布或自备毛巾。必要时备屏风、毛毯等物。

（六）操作步骤

1. 核对医嘱，评估病人，遵照医嘱选定拔罐部位，嘱病人排空二便，做好解释。

2. 核对医嘱，根据拔罐部位选择合适的竹罐、数量，并检查罐口周围是否光滑，有无裂痕，备齐用物，携至床旁。

3. 协助病人取合适的体位，暴露拔罐部位，注意保护隐私及保暖。

4. 将竹罐在药液中煮沸 1～2 min。

5. 根据辨证分型进行取穴。手持卵圆钳夹住煮好的竹罐，在小毛巾上拍打数下，迅速将罐移至选定的穴位上吸牢后留罐 10 min。

6. 观察罐体吸附情况和有无烫灼疼痛感，如有不适及时告知医务人员。

7. 起罐时，左手轻按罐具，向左倾斜，右手食（示）指或拇指按住罐口右侧皮肤，使罐口与皮肤之间形成空隙。空气进入罐内，顺势将罐取下。不可硬行上提或旋转提拔。

8. 拔罐完毕，清洁拔罐部位。协助病人穿衣，协助病人取舒适体位，并整理床单位。

（七）疗程

首次应避免过长时间操作，操作时手法力度需轻柔。若一次治疗得到痊愈，可停止进一步治疗。如症状仍未消退，病情急者，一般 1 次/3 d。对连续几天拔罐的病人，应轮换拔罐部位。若为慢性病者，以 5～10 次为 1 个疗程；若不愈，可休息 2～3 d 再继续治疗。若病人感觉疲劳，应休息几日再拔罐。

（八）用物处理原则

采用拔罐工具时，须遵循一人一用、彻底洗净及消毒的原则。并提倡具备条件的医疗单位，将拔罐工具提交至消毒供应中心进行统一处理。优先考虑运用机械清洗和高温湿热的消毒方式。

（齐昌菊　施苗青）

附录一：药物罐技术操作流程图

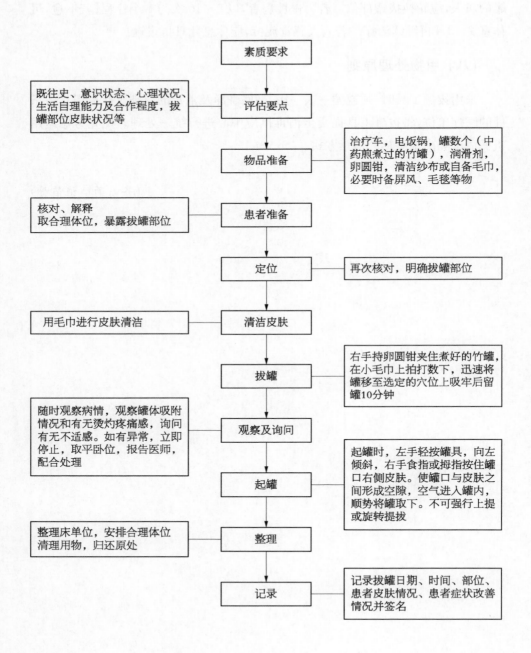

素质要求

既往史、意识状态、心理状况、生活自理能力及合作程度，拔罐部位皮肤状况等 → 评估要点

物品准备 → 治疗车，电饭锅，罐数个（中药煎煮过的竹罐），润滑剂，卵圆钳，清洁纱布或自备毛巾，必要时备屏风、毛毯等物

核对、解释取合理体位，暴露拔罐部位 → 患者准备

定位 → 再次核对，明确拔罐部位

用毛巾进行皮肤清洁 → 清洁皮肤

拔罐 → 右手持卵圆钳夹住煮好的竹罐，在小毛巾上拍打数下，迅速将罐移至选定的穴位上吸牢后留罐10分钟

随时观察病情，观察罐体吸附情况和有无烫灼疼痛感，询问有无不适感。如有异常，立即停止，取平卧位，报告医师，配合处理 → 观察及询问

起罐 → 起罐时，左手轻按罐具，向左倾斜，右手食指或拇指按住罐口右侧皮肤。使罐口与皮肤之间形成空隙，空气进入罐内，顺势将罐取下。不可强行上提或旋转提拔

整理床单位，安排合理体位清理用物，归还原处 → 整理

记录 → 记录拔罐日期、时间、部位、患者皮肤情况、患者症状改善情况并签名

附录二：药物罐技术操作考核评分标准

项目	分值	技 术 操 作 要 求	标准分	得分	备注(扣分内容)
素质要求	4	仪表大方,举止端庄、态度和蔼	2		
		戴表,服装、鞋帽整洁	2		
核对	4	核对医嘱	4		
评估	6	既往史、意识状态心理状况、生活自理能力及合作程度	3		
		拔罐部位皮肤状况、对疼痛的耐受程度	3		
用物准备	6	洗手,戴口罩	3		
		备齐并检查用物	3		
环境和病人准备	8	病室整洁、保护隐私、注意保暖、避免对流风	4		
		核对解释,协助病人取舒适体位,暴露拔罐部位	4		
操作过程	50	核对医嘱,清洁皮肤	5		
		将竹罐在药液中煮沸 1～2 min	3		
		根据辨证分型进行取穴	5		
		右手持卵圆钳夹住煮好的竹罐,在小毛巾上拍打数下,迅速将罐移至选定的穴位上吸牢后留罐 10 min	5		
		观察罐体吸附情况和有无烫灼疼痛感,询问有无不适感	5		
		观察皮肤:红紫程度、水疱、破溃	5		
		起罐时,左手轻按罐具,向左倾斜,右手食(示)指或拇指按住罐口右侧皮肤。使罐口与皮肤之间形成空隙,空气进入罐内,顺势将罐取下。不可强行上提或旋转提拔	8		
		告知相关注意事项	6		

（续表）

项目	分值	技 术 操 作 要 求	标准分	得分	备注（扣分内容）
操作过程	50	清洁皮肤	2		
		协助病人取舒适体位，整理床单位	3		
		洗手、再次核对各项用物	3		
操作后处置	6	用物按《医疗机构消毒技术规范》处理	2		
		洗手	2		
		记录	2		
评价	6	流程合理、技术熟练、局部皮肤无损伤、询问病人感受	6		
理论提问	10	药物罐的禁忌证	10		
		药物罐的临床应用			
本人已知晓扣分原因及正确操作步骤 签名：			得分：		

第三节　游 走 罐

（一）定义

游走罐技术又称推罐，先在罐口或吸拔部位上涂一层润滑油，将罐吸拔于皮肤上，再以手握住罐底，稍倾斜罐体，前后推拉，或做环形旋转运动。如此反复数次，至皮肤潮红、深红或起痧点为止。适用于急性热病或深部组织气血瘀滞之疼痛、外感风寒、神经痛、风湿痹痛及较大范围疼痛等。

（二）常用穴位

1. 头痛、肩颈痛：阿是穴、大椎、肩井等穴。
2. 腰背痛：阿是穴、腰阳关、大肠俞、命门等穴。
3. 风寒型感冒所致咳嗽等：大椎、风门、肺俞、委中、曲池等穴。
4. 胃脘疼痛：脾俞、胃俞、肾俞、肝俞、足三里等穴。

（三）适应证

1. 外感表证：咳嗽、感冒、哮病、喘证等。
2. 气虚血瘀证：肩凝症、郁病、腰痛、中风后偏瘫、项痹等。
3. 寒湿内阻证：泄泻、月经不调、慢性腹痛、胃脘痛等久病体虚者。

（四）禁忌证

1. 凝血机制不好的人不宜使用走罐法，否则可能会导致局部毛细血管破裂。特别是有自发性出血倾向或毁伤后出血不止者，如血友病、紫癜、白血病病人等。

2. 皮肤过敏的人使用走罐法可能导致严重过敏反应。皮肤患有疥疮等传染性疾病者也不适合走罐。

3. 恶性皮肤肿瘤病人或局部破损溃烂、外伤骨折、静脉曲张、皮肤破损无弹性者，以及体表大血管处不宜走罐。

4. 孕妇的腹部、腰骶部及乳房不宜走罐，其他部位手法也应轻柔。妇女经期不宜走罐。

5. 肺结核活动期、重度心脏病、心力衰竭、呼吸衰竭、轻微水肿等疾病的病人不宜走罐。此外，五官部位、前后二阴部位不宜走罐。

6. 重度神经质、全身抽搐痉挛、狂躁不安、不合作等状态不佳者不宜走罐。醉酒、过饥、过饱、过渴、过劳者，也应慎用走罐。

（五）操作前准备工作

1. 评估

（1）病室环境、室温适宜。

（2）主要症状、既往史、过敏史、凝血功能。

（3）对疼痛的耐受程度、消除顾虑与恐惧、合作程度。

（4）查看操作部位皮肤状况、罐具是否完整、用火安全。

2. 告知

（1）操作过程中局部皮肤会出现紫红色瘀斑或痛斑。

（2）根据操作位置选择大小合适的罐具，检查罐口的完好性。

（3）应选择肌肉丰富的部位，而骨骼凹凸和毛发旺盛处不适合操作。

（4）操作前涂适量的润滑剂，以减轻皮肤疼痛，避免损伤。

（5）操作过程中会出现疼痛，及时询问病人感受、调节手法及力度。

3. 用物准备：治疗盘，95%酒精棉球，血管钳，罐具，打火机，弯盘，刻度尺，中药精油，纱布数块，灭火瓶，手消毒剂。必要时备浴巾、屏风等。

（六）操作步骤

1. 操作人员应着装整洁，必要时佩戴帽子、口罩及手套等。

2. 操作前后均应洗手及消毒。操作过程中可能接触病人血液、体液、分泌物及其他感染性物质，应佩戴手套。

3. 查对医嘱，根据拔罐部位选择合适的罐具，检查罐口周围有无破损、是否平滑。嘱病人排空二便。

4. 备齐用物，携至床旁。

5. 协助病人取合理、舒适的体位。

6. 充分暴露拔罐部位，用纱布清洁皮肤，保护病人隐私，注意保暖。

7. 将适量的中药精油均匀涂抹于操作部位，再以正确的点火方法快速将罐口吸附在选定部位(穴位)上,检查吸附情况。

8. 手持罐体,用力向上下或左右来回推动6～8次进行走罐。根据病情及病人耐受情况选择合适的手法。

（1）轻吸快推：使皮肤隆起3～4 mm,以约60 cm/s的速度推罐,以皮肤微微潮红为度。

（2）重吸快推：使皮肤隆起6～8 mm,以约30 cm/s的速度推罐,以皮肤紫红色为度。

（3）重吸缓推：使皮肤隆起8 mm以上,以2～3 cm/s的速度推罐,以皮肤紫红色为度。

9. 起罐时,左手轻按罐具,向左倾斜,右手食(示)指或拇指按住罐口右侧皮肤。使罐口与皮肤之间形成间隙,使空气进入罐内,顺势将罐取下。不可强行上提或旋转提拔。

10. 操作完毕,协助整理穿衣,安置舒适体位,整理床单位。

（七）疗程

首次疗程视病情和局部罐痕吸收情况。若不缓解,可隔12～24 h或另选穴位部位再行走罐;如症状仍未消退,一般间隔3 d左右施走罐1次,1周为1个疗程。休息2周后如症状未缓解可继续进行游走罐术。

（八）用物处理原则

使用罐具时,应遵循一人一用一消毒、彻底洗净及彻底消毒原则。并提倡具备条件的医疗单位将罐具提交至消毒供应中心统一处理。优先考虑运用机械清洗和高温湿热消毒方法。

（齐昌菊 葛 谈）

附录一：游走罐技术操作流程图

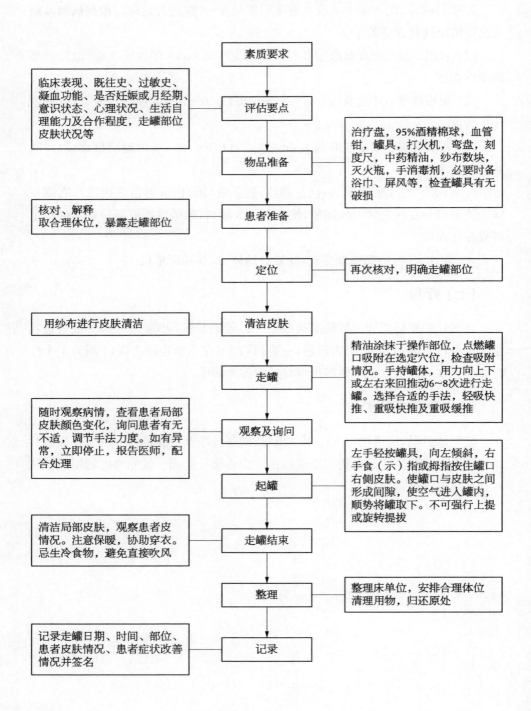

素质要求

临床表现、既往史、过敏史、凝血功能、是否妊娠或月经期、意识状态、心理状况、生活自理能力及合作程度，走罐部位皮肤状况等 —— 评估要点

物品准备 —— 治疗盘，95%酒精棉球，血管钳，罐具，打火机，弯盘，刻度尺，中药精油，纱布数块，灭火瓶，手消毒剂，必要时备浴巾、屏风等，检查罐具有无破损

核对、解释取合理体位，暴露走罐部位 —— 患者准备

定位 —— 再次核对，明确走罐部位

用纱布进行皮肤清洁 —— 清洁皮肤

走罐 —— 精油涂抹于操作部位，点燃罐口吸附在选定穴位，检查吸附情况。手持罐体，用力向上下或左右来回推动6~8次进行走罐。选择合适的手法，轻吸快推、重吸快推及重吸缓推

随时观察病情，查看患者局部皮肤颜色变化，询问患者有无不适，调节手法力度。如有异常，立即停止，报告医师，配合处理 —— 观察及询问

起罐 —— 左手轻按罐具，向左倾斜，右手食（示）指或拇指按住罐口右侧皮肤。使罐口与皮肤之间形成间隙，使空气进入罐内，顺势将罐取下。不可强行上提或旋转提拔

清洁局部皮肤，观察患者皮情况。注意保暖，协助穿衣。忌生冷食物，避免直接吹风 —— 走罐结束

整理 —— 整理床单位，安排合理体位清理用物，归还原处

记录走罐日期、时间、部位、患者皮肤情况、患者症状改善情况并签名 —— 记录

附录二：游走罐技术操作考核评分标准

项目	分值	技 术 操 作 要 求	标准分	得分	备注(扣分内容)
素质要求	4	仪表大方,举止端庄、态度和蔼	2		
		戴表,服装、鞋帽整洁	2		
核对	4	核对医嘱	4		
评估	6	临床表现、既往史、过敏史、凝血功能、是否妊娠或月经期、意识状态、心理状况、生活自理能力及合作程度	3		
		走罐部位皮肤状况、对疼痛的耐受程度	3		
用物准备	6	洗手,戴口罩	3		
		备齐并检查用物	3		
环境和病人准备	8	病室整洁、保护隐私、注意保暖、避免对流风	4		
		核对解释,协助病人排空二便。取舒适体位,充分暴露拔罐部位	4		
操作过程	50	核对医嘱	2		
		确定操作部位(穴位或经络),口述定位方法。清洁局部皮肤,核对病人信息	4		
		涂抹中药精油,以推拿手法在操作部位进行推拿5~7次,用纱布擦去手部精油	4		
		将适量中药精油滴于操作部位,用罐口均匀涂抹	2		
		一手持止血钳夹95%酒精棉球并点燃,另一手持火罐,将点燃的酒精棉球伸入罐体中下段,旋转1~2周。迅速将罐口吸附在选定部位上,检查吸附情况	6		
		将酒精棉球投入灭火瓶中熄灭。一手握住罐体用力向上下或左右来回推动6~8次进行走罐,切勿强拉	4		

（续表）

项目	分值	技 术 操 作 要 求	标准分	得分	备注（扣分内容）
操作过程	50	根据病情及病人耐受情况选择手法：轻吸快推、重吸快推及重吸重推。操作时口述三种手法	7		
		操作过程中随时询问病人感受，以病人能耐受为宜。并观察皮肤情况，以局部皮肤充血或瘀血为度	3		
		口述：如有不适，立即停止。走罐过程中如吸附力变小，火罐滑脱，应用正确方法重新拔罐进行操作；走罐过程中如不易推动，摩擦变大，可再次涂抹适量中药精油	6		
		手法：一手扶罐具，另一手持纱布按住罐口周边皮肤。使空气进入罐内，取下火罐	2		
		清洁局部皮肤，观察皮肤情况及走罐效果	2		
		核对病人信息，告知注意事项	4		
		协助病人取舒适体位，整理床单位	4		
操作后处置	6	用物按《医疗机构消毒技术规范》处理	2		
		洗手	2		
		记录	2		
评价	6	流程合理、技术熟练、皮肤无损伤、询问病人感受	6		
理论提问	10	游走罐的禁忌证	10		
		游走罐的注意事项			
本人已知晓扣分原因及正确操作步骤 签名：			得分：		

第二章

灸 类 技 术

第一节　悬　灸

(一) 定义

悬灸技术是采用点燃的艾条悬于选定的穴位或病痛部位之上，通过艾火的温热和药力作用刺激穴位或病痛部位，达到温经散寒、扶阳固脱、消瘀散结、调理三焦、温补下元、鼓舞膀胱气化、清热利湿、健脾和胃的效果，从而防治疾病的一种操作方法，属于艾灸技术范畴。

(二) 常用穴位

1. 胃脘痛/胀满：中脘、上脘、内关、神阙、气海、关元、天枢、足三里等穴。

2. 腰背酸痛/倦怠乏力：关元、足三里、气海、肾俞、腰阳关等穴。

3. 各类骨关节疼痛、骨关节病：① 肩颈疼痛、颈椎病：取风门、大椎穴以温经通络、活血化瘀；② 腰腿痛、腰椎病、腰椎间盘突出症：取环跳、承山、委中等穴。

4. 四肢寒痛、月经寒痛：关元、神阙、中极等穴。

5. 呕吐、腹泻：内关、合谷、中脘、关元、足三里、肾俞、神阙、天枢、气海等穴。

6. 消渴病：足三里、关元、气海等穴。

7. 二便失禁：神阙、气海、关元、百会、三阴交、足三里等穴。

8. 乏力纳差：足三里、关元、气海等穴。

9. 半身不遂/肢体麻木/乏力：① 上肢，取极泉、尺泽、合谷、肩髃、手三里等穴；② 下肢，取委中、阳陵泉、足三里等穴。

10. 虚脱：关元、百会、神阙等穴。

11. 腹胀、便秘：中脘、神阙、天枢、气海、关元、商阳、合谷、承山、膀胱、足三里、二白等穴。

12. 通利小便：关元、气海、中极等穴。

13. 胸闷胸痛：足三里、内关等穴。

14. 保健、增加免疫力：督脉、神阙、肾俞、涌泉、足三里等穴。

15. 膀胱刺激征/腰腹胀痛：肾俞、气海、关元、中极等穴。

16. 腹痛：关元、天枢、大肠俞等穴。

17. 嗳气、泛酸、胸骨后灼痛：肝俞、胃俞、足三里、中脘、神阙、天枢、气海、关元等穴。

18. 泡沫尿（蛋白尿）：足三里、肾俞、脾俞、气海、三阴交等穴。

19. 咳嗽咳痰、喘息气短：背部督灸，可选大椎、肺俞、定喘等穴。

（三）适应证

1. 各种慢性虚寒型疾病及寒湿所致的疼痛，如胃脘痛、腰背酸痛、各类骨关节疼痛、骨关节病、四肢凉痛、月经寒痛等。

2. 中气不足所致的急性腹痛、吐泻、四肢不温等。

3. 消渴病所致的口干多饮、肢体麻木、腰膝酸软等。

4. 慢性肾衰所致的腰酸膝软、倦怠乏力、纳差、肢体无力、行走不利等。

5. 腹胀、便秘、二便失禁、虚脱、小便不通、咳嗽咳痰、喘息气短、膀胱刺激征、胸闷胸痛等。

6. 免疫力低下等。

（四）禁忌证

1. 大血管处、孕妇腹部和腰骶部，皮肤感染、溃疡、瘢痕处，以及有出血倾向者不宜施灸。空腹或餐后 1 h 左右不宜施灸。

2. 注意观察皮肤情况，对糖尿病、肢体麻木及感觉迟钝的病人，尤应注意防止烧烫伤。

（五）操作前准备工作

1. 评估

（1）病室环境及温度。

（2）主要症状、既往史及是否妊娠。

（3）有无出血病史或出血倾向、哮喘病史或艾绒过敏史。

（4）对热、气味的耐受程度。

（5）施灸部位皮肤情况。

2. 告知

（1）施灸过程中病人可能会出现头昏、眼花、恶心、颜面苍白、心慌出汗等不适现象,及时告知护士。

（2）个别病人在治疗过程中艾灸部位可能出现水疱。

（3）灸后注意保暖,饮食宜清淡。

3. 用物准备：艾条、治疗盘、打火机、弯盘、广口瓶、纱布等。必要时备浴巾、屏风等物。

（六）操作步骤

1. 医护人员应穿工作服,必要时戴帽子、口罩,操作前后做好手卫生。

2. 核对医嘱,评估病人,做好解释。

3. 备齐用物,携用物至床旁。

4. 协助病人取合理、舒适体位。

5. 遵照医嘱确定施灸部位。充分暴露施灸部位,注意保护隐私及保暖。

6. 点燃艾条,进行施灸。

7. 常用施灸方法

（1）温和灸：将点燃的艾条（或置入艾盒内、艾绒垫上）对准施灸部位,距离皮肤 2～3 cm,使病人局部有温热感为宜。每处灸 5～15 min,至皮肤出现红晕为度。

（2）雀啄灸：将点燃的艾条悬于施灸部位上方 2～3 cm 处,一上一下进行施灸。如此反复,一般每穴灸 5～15 min,至皮肤出现红晕为度。

（3）回旋灸：将点燃的艾条悬于施灸部位上方约 2 cm 处,反复旋转移动范围半径为 3 cm。每处灸 5～15 min,至皮肤出现红晕为度。

（4）循经往返灸：距离施灸部位上下或前后约 3 cm 处,沿穴位经络循经往返均匀移动施灸。每处灸 5～15 min,至皮肤出现红晕为度。

（七）疗程

每天 1～2 次,5～10 d 为 1 个疗程,其后休息 2～5 d。共 2～3 个疗程。

（八）用物处理原则

1. 艾灸治疗结束后,必须将燃着的艾绒熄灭,以防复燃事故发生。

2. 艾灸器应一人一用一清洁,使用后注意清洗和消毒。

（齐昌菊　葛　谈）

附录一：悬灸技术操作流程图

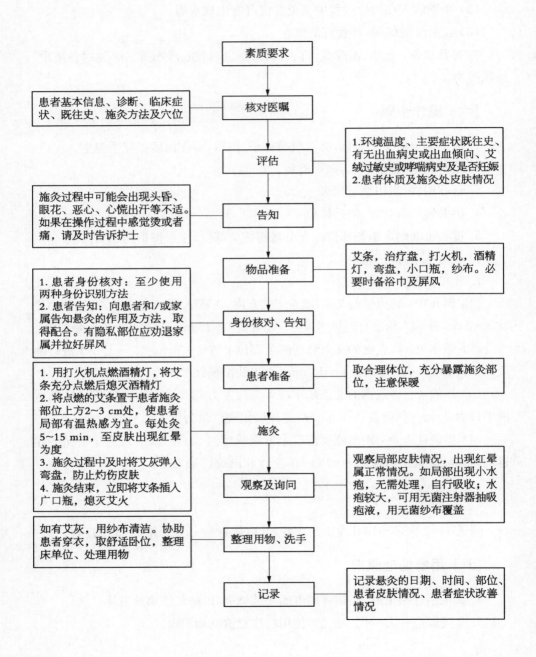

素质要求

患者基本信息、诊断、临床症状、既往史、施灸方法及穴位 —— 核对医嘱

评估 —— 1.环境温度、主要症状既往史、有无出血病史或出血倾向、艾绒过敏史或哮喘病史及是否妊娠 2.患者体质及施灸处皮肤情况

施灸过程中可能会出现头昏、眼花、恶心、心慌出汗等不适。如果在操作过程中感觉烫或者痛，请及时告诉护士 —— 告知

物品准备 —— 艾条，治疗盘，打火机，酒精灯，弯盘，小口瓶，纱布。必要时备浴巾及屏风

1. 患者身份核对：至少使用两种身份识别方法 2. 患者告知：向患者和/或家属告知悬灸的作用及方法，取得配合。有隐私部位应劝退家属并拉好屏风 —— 身份核对、告知

患者准备 —— 取合理体位，充分暴露施灸部位，注意保暖

1. 用打火机点燃酒精灯，将艾条充分点燃后熄灭酒精灯 2. 将点燃的艾条置于患者施灸部位上方2~3 cm处，使患者局部有温热感为宜。每处灸5~15 min，至皮肤出现红晕为度 3. 施灸过程中及时将艾灰弹入弯盘，防止灼伤皮肤 4. 施灸结束，立即将艾条插入广口瓶，熄灭艾火 —— 施灸

观察及询问 —— 观察局部皮肤情况，出现红晕属正常情况。如局部出现小水疱，无需处理，自行吸收；水疱较大，可用无菌注射器抽吸疱液，用无菌纱布覆盖

如有艾灰，用纱布清洁。协助患者穿衣，取舒适卧位，整理床单位、处理用物 —— 整理用物、洗手

记录 —— 记录悬灸的日期、时间、部位、患者皮肤情况、患者症状改善情况

附录二：悬灸技术操作考核评分标准

项目	分值	技 术 操 作 要 求	标准分	得分	备注(扣分内容)
素质要求	4	仪表大方,举止端庄、态度和蔼	2		
		戴表,服装、鞋帽整洁	2		
核对	4	核对医嘱	4		
评估	6	临床症状、既往史、是否妊娠、出血性疾病	3		
		施灸部位皮肤情况、对热、气味的耐受程度	3		
用物准备	6	洗手,戴口罩	3		
		备齐并检查用物	3		
环境和病人准备	8	病室整洁、保护隐私、注意保暖、避免对流风	4		
		核对解释,暴露施灸部位皮肤,注意保暖,保护隐私,协助病人取舒适体位	4		
操作过程	50	核对医嘱	5		
		确定施灸部位	3		
		点燃艾条,将点燃的一端对准施灸穴位,艾条与皮肤距离符合要求	5		
		选择三种手法,方法正确	5		
		随时弹去艾灰,灸至局部皮肤出现红晕	5		
		观察施灸部位皮肤,询问病人感受,以病人温热感受调整施灸距离	5		
		灸后艾条放入小口瓶中彻底熄灭,清洁局部皮肤	8		
		协助病人取舒适体位,整理床单位	6		
		观察病人局部皮肤,询问病人感受	2		
		告知相关注意事项,酌情开窗通风	3		
		洗手、再次核对	3		

（续表）

项目	分值	技 术 操 作 要 求	标准分	得分	备注(扣分内容)
操作后处置	6	用物按《医疗机构消毒技术规范》处理	2		
		洗手	2		
		记录	2		
评价	6	流程合理、技术熟练、局部皮肤无损伤、询问病人感受	6		
理论提问	10	悬灸的禁忌证	10		
		悬灸的适应证			
本人已知晓扣分原因及正确操作步骤 签名：			得分：		

第二节 隔物灸

(一) 定义

隔物灸技术也称为间接灸或者间隔灸，是利用中药等材料将艾条和穴位间隔开再施灸的一种方法。这样既可以避免皮肤被灸伤，还可以借助于间隔物的药力和艾炷的作用从而达到更大的治疗效果。此灸法属艾灸技术范畴，包括隔姜灸、隔盐灸、隔蒜灸等。

(二) 常用穴位

1. 呕吐、腹泻、腹胀、腹痛：水分、中脘、神阙、关元等穴。
2. 便秘：神阙、承山、足三里、膀胱、二白等穴。
3. 肢体麻木酸痛、痿软无力：气海、中极等穴。

(三) 适应证

1. 隔姜灸：此法适用于一切虚寒证。对于寒性的呕吐、腹泻腹痛、泄泻、遗精等疗效显著。

2. 隔蒜灸：适用于缓解急性化脓性疾病所引起的肌肤浅表部位的红肿热痛，如疖、痈等。

3. 隔盐灸：就是用食盐填肚脐做隔物灸。适用于中寒、吐泻、小便不利、痢疾、急性虚寒性腹痛等症状。

4. 隔附子饼灸：此法具有散寒止痛的作用。可促进体内寒气的排出，补益阳气，对痈疽、肿毒之初久不愈等疾病也有非常好的治疗效果。

(四) 禁忌证

1. 大血管处、妊娠期妇女腹部和腰椎、骶尾部不宜施灸。
2. 皮肤炎症、组织破溃或有结痂处不宜施灸。
3. 有出血性疾病者不宜施灸。

4. 对艾绒艾草过敏者不宜施灸。

（五）操作前准备工作

1. 评估

（1）病室环境及温度。

（2）主要症状、既往史及是否妊娠。

（3）病人有无出血性疾病、支气管哮喘或对艾绒艾草等过敏。

（4）对热、气味的耐受程度。

（5）施灸部位的皮肤情况。

2. 告知

（1）施灸过程中出现眼晕、恶心欲吐、心悸、四肢厥冷等不适症状，应及时告知。

（2）个别对温度敏感的病人在施灸过程中局部皮肤可能会泛红、有小水疱出现。

（3）灸后注意保暖，饮食宜清淡。

3. 用物准备：艾炷（或灸盒），新鲜生姜，大蒜，干燥食盐或者附子饼，治疗盘，间隔物，点火器，镊子，治疗碗，小方纱。必要时准备干毛巾、屏风。

（六）操作步骤

1. 医护人员操作前后做好手卫生。

2. 核对医嘱，评估病人，做好解释。

3. 备齐用物，携用物至床旁。

4. 协助病人取合理、舒适体位。

5. 遵照医嘱确定施灸部位，暴露需要施灸的穴位或部位。并注意隐私保护及防寒保暖，防止病人受凉。

（七）疗程

1 次/d，每 3～7 d 为 1 个疗程。

（八）用物处理原则

1. 艾灸治疗结束后，将燃烧的艾绒熄灭，以防止其复燃引发事故。

2. 艾灸器应一人一用一清洁，使用后注意清洗和消毒。

（齐昌菊　严春燕）

附录一：隔物灸技术操作流程图

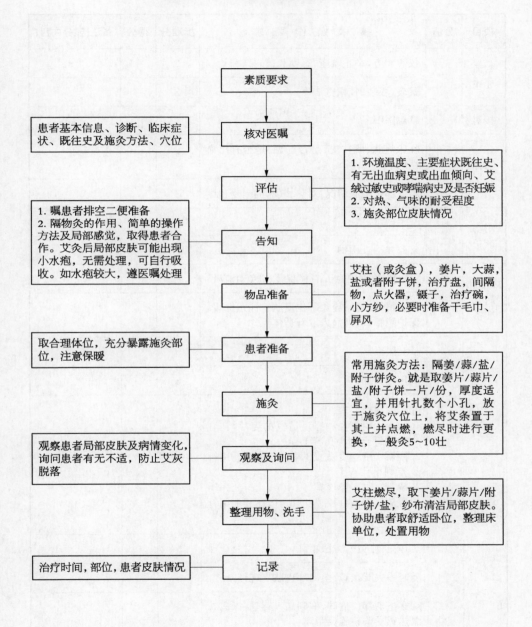

素质要求

患者基本信息、诊断、临床症状、既往史及施灸方法、穴位 —— 核对医嘱

评估 —— 1. 环境温度、主要症状既往史、有无出血病史或出血倾向、艾绒过敏史或哮喘病史及是否妊娠
2. 对热、气味的耐受程度
3. 施灸部位皮肤情况

1. 嘱患者排空二便准备
2. 隔物灸的作用、简单的操作方法及局部感觉，取得患者合作。艾灸后局部皮肤可能出现小水疱，无需处理，可自行吸收。如水疱较大，遵医嘱处理 —— 告知

物品准备 —— 艾柱（或灸盒），姜片，大蒜，盐或者附子饼，治疗盘，间隔物，点火器，镊子，治疗碗，小方纱，必要时准备干毛巾、屏风

取合理体位，充分暴露施灸部位，注意保暖 —— 患者准备

施灸 —— 常用施灸方法：隔姜/蒜/盐/附子饼灸。就是取姜片/蒜/盐/附子饼一片/份，厚度适宜，并用针扎数个小孔，放于施灸穴位上，将艾条置于其上并点燃，燃尽时进行更换，一般灸5~10壮

观察患者局部皮肤及病情变化，询问患者有无不适，防止艾灰脱落 —— 观察及询问

整理用物、洗手 —— 艾柱燃尽，取下姜片/蒜片/附子饼/盐，纱布清洁局部皮肤。协助患者取舒适卧位，整理床单位，处置用物

治疗时间，部位，患者皮肤情况 —— 记录

附录二：隔物灸技术操作考核评分标准

项目	分值	技 术 操 作 要 求	标准分	得分	备注(扣分内容)
素质要求	4	仪表大方，举止端庄、态度和蔼	2		
		戴表，服装、鞋帽整洁	2		
核对	4	核对医嘱	4		
评估	6	临床症状、既往史、是否妊娠、是否有出血性疾病	3		
		施灸部位皮肤情况，对热、气味的耐受程度	3		
用物准备	6	洗手，戴口罩	3		
		备齐并检查用物	3		
环境和病人准备	8	病室整洁、保护隐私、注意保暖、避免对流风	4		
		核对解释，暴露施灸部位皮肤。注意保暖，保护隐私，协助病人取舒适体位	4		
操作过程	50	核对医嘱	5		
		确定施灸部位	3		
		间隔物制作要求 1. 隔姜：用直径和厚度适宜的姜片，在其上用针点刺小孔若干 2. 隔蒜：用厚度适宜的蒜片，在其上用针点刺小孔若干 3. 隔盐：用干燥食盐 4. 隔附子饼：直径、厚度适宜，在其上用针点刺小孔若干	5		
		选择三种手法，方法正确	5		
		随时弹去艾灰，灸至局部皮肤出现红晕	5		
		观察施灸部位皮肤，询问病人感受，以病人温热感受调整施灸距离	5		
		灸后艾条放入小口瓶中彻底熄灭，清洁局部皮肤	8		

（续表）

项目	分值	技 术 操 作 要 求	标准分	得分	备注(扣分内容)
操作过程	50	协助病人取舒适体位,整理床单位	6		
		观察病人局部皮肤,询问病人感受	2		
		告知相关注意事项,酌情开窗通风	3		
		洗手、再次核对	3		
操作后处置	6	用物按《医疗机构消毒技术规范》处理	2		
		洗手	2		
		记录	2		
评价	6	流程合理、技术熟练、局部皮肤无损伤、询问病人感受	6		
理论提问	10	隔物灸的禁忌证	10		
		隔物灸的适应证			
本人已知晓扣分原因及正确操作步骤 签名:			得分:		

第三节 艾盒灸

(一) 定义

艾盒灸技术是将艾条点燃后放于规格比例大小合适的艾灸盒内,间接置于穴位上施灸的一种操作方法,可起到温经通络、行气活血、祛湿散寒、温经止痛、缓解身体疲劳、改善睡眠质量的艾灸技术。

(二) 常用穴位

1. 中风后遗症:百会、曲池、足三里、肩髃、外关、阳陵泉、八邪等穴。

2. 尪痹(类风湿关节炎):大杼、曲池、血海、大椎至腰俞段督脉穴、犊鼻、八邪等穴。

3. 其他痹证:大椎、足三里、阴陵泉、犊鼻、阿是穴等穴。

4. 月经不调:关元、血海、二阴交等穴。

5. 痛经:地机、关元、三阴交等穴。

6. 咳嗽(慢性迁延期):大椎、肺俞、膻中、天突等穴。

7. 泄泻:关元、气海、大横、神阙、天枢等穴。

8. 胃脘痛:中脘、上脘、神阙、气海、关元、天枢、足三里等穴。

9. 呕吐、腹泻:足三里、肾俞、神阙、天枢、气海等穴。

10. 乏力纳差:足三里、关元、气海等穴。

11. 便秘:神阙、天枢、气海、关元、合谷、承山、足三里等穴。

12. 通利小便:中极、关元、气海等穴。

(三) 适应证

1. 气虚证:胃痛、痞满、泄泻、胁痛、腹痛、胸痹、脱肛、子宫脱垂、中风后遗症、汗证、血证、虚劳、手术后、肿瘤放疗及化疗后。

2. 寒湿证:咳嗽、哮病、喘证等慢性迁延期内科疾病;闭经、不孕不育、遗精、早泄、遗尿、尿失禁等泌尿生殖系统疾病；尪痹、项痹等痹证。

3. 瘀血证：月经不调、痛经、胸痹等。

（四）禁忌证

1. 大血管处，怀孕者腹部和腰骶部，皮肤感染、溃疡、瘢痕处，以及有出血倾向者，皆不宜施灸。

2. 空腹或餐后 1 h 左右不宜施灸。

3. 对有糖尿病、肢体麻木、感觉迟钝、语言交流障碍的病人慎施灸。

（五）操作前准备工作

1. 评估

（1）病室环境及温度。

（2）主要症状、既往史及是否妊娠。

（3）有无出血病史或出血倾向、哮喘病史或艾绒过敏史。

（4）对热、气味的耐受程度。

（5）施灸部位皮肤情况。

2. 告知

（1）施灸前应对病人做好解释工作。告知病人施灸方法及注意事项，使其消除恐惧心理，能积极配合治疗。

（2）告知病人艾条点燃后可出现较淡的中药燃烧气味。

（3）施灸过程中如出现头昏、目眩、恶心、面色苍白、心慌出汗等不适现象，应及时告知护士。

（4）施灸后局部皮肤出现微红温热，属于正常现象。如局部出现小水疱，无需处理，自行吸收；水疱较大，可用无菌注射器抽吸疱液，用无菌纱布覆盖。

（5）灸后注意保暖，饮食宜清淡。

3. 用物准备：艾条，各种尺寸型号的艾灸盒，治疗盘，打火机，弯盘，广口瓶，纱布。必要时备浴巾、屏风。

（六）操作步骤

1. 操作者应穿工作服，必要时戴口罩帽子，操作前后做好手卫生。

2. 核对医嘱,评估病人,做好解释。

3. 备齐用物,携用物至床旁。

4. 协助病人取合理、舒适体位。

5. 遵医嘱确定施灸部位,充分显露施灸部位,注意保护病人隐私及做好保暖工作。

6. 将艾条插入各种尺寸、型号的艾灸盒中,点燃艾条,进行施灸。

7. 施灸顺序,宜先上后下,先腰背部后胸腹部,先头身后四肢。

8. 灸盒固定不宜过紧,注意观察局部皮肤情况。

9. 施灸过程中,随时询问病人有无灼痛感。及时调整灸头与皮肤的距离,防止烫伤及艾灰掉落烧坏衣物、被褥等。

10. 施灸结束,观察病人皮肤情况,如有艾灰,用纱布擦拭。协助病人穿衣,取舒适卧位。

11. 适当开窗通风,注意保暖,避免吹对流风。

(七) 疗程

首次操作后感觉有头晕或胸闷等不适症状者,艾灸时长为 10 min 左右。让身体慢慢适应后逐次地延长时间,每天 1~2 次。单次使用艾灸盒最长不要超过 30 min,3~7 d 为一个疗程。

(八) 用物处理原则

1. 艾灸治疗结束后,必须将燃着的艾绒熄灭,以防复燃事故发生。

2. 艾灸器应一人一用一清洁,使用后注意清洗和消毒。

(齐昌菊　严春燕)

附录一：艾盒灸技术操作流程图

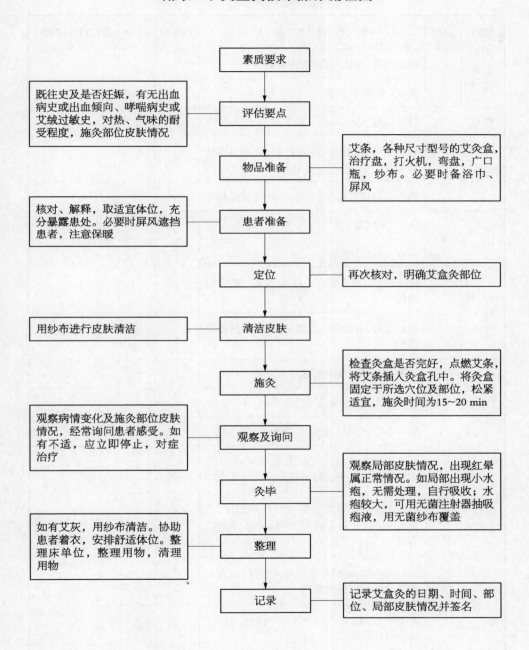

既往史及是否妊娠，有无出血病史或出血倾向、哮喘病史或艾绒过敏史，对热、气味的耐受程度，施灸部位皮肤情况 → 评估要点

素质要求 → 评估要点 → 物品准备 → 患者准备 → 定位 → 清洁皮肤 → 施灸 → 观察及询问 → 灸毕 → 整理 → 记录

物品准备 → 艾条，各种尺寸型号的艾灸盒，治疗盘，打火机，弯盘，广口瓶，纱布。必要时备浴巾、屏风

核对、解释，取适宜体位，充分暴露患处。必要时屏风遮挡患者，注意保暖 → 患者准备

定位 → 再次核对，明确艾盒灸部位

用纱布进行皮肤清洁 → 清洁皮肤

施灸 → 检查灸盒是否完好，点燃艾条，将艾条插入灸盒孔中。将灸盒固定于所选穴位及部位，松紧适宜，施灸时间为15~20 min

观察病情变化及施灸部位皮肤情况，经常询问患者感受。如有不适，应立即停止，对症治疗 → 观察及询问

灸毕 → 观察局部皮肤情况，出现红晕属正常情况。如局部出现小水疱，无需处理，自行吸收；水疱较大，可用无菌注射器抽吸疱液，用无菌纱布覆盖

如有艾灰，用纱布清洁。协助患者着衣，安排舒适体位。整理床单位，整理用物，清理用物 → 整理

记录 → 记录艾盒灸的日期、时间、部位、局部皮肤情况并签名

附录二：艾盒灸技术操作考核评分标准

项目	分值	技 术 操 作 要 求	标准分	得分	备注(扣分内容)
素质要求	4	仪表大方,举止端庄、态度和蔼	2		
		戴表,服装、鞋帽整洁	2		
核对	4	核对医嘱	4		
评估	6	临床症状、既往史、是否妊娠、有无出血性疾病	3		
		施灸部位皮肤情况,对热、气味的耐受程度	3		
用物准备	6	洗手,戴口罩	3		
		备齐并检查用物	3		
环境和病人准备	8	病室整洁、保护隐私、注意保暖、避免对流风	4		
		核对解释,协助病人取舒适体位,暴露施灸部位	4		
操作过程	50	洗手、戴口罩、核对医嘱	5		
		查对病人信息、确定施灸部位	3		
		用纱布清洁局部皮肤,检查灸盒是否完好	5		
		将点燃的艾条插入艾灸盒孔中,口述:艾条前端距离盒子底部网格 2～3 cm 为宜	5		
		施灸:将灸盒固定于所选穴位及部位,松紧适宜,调整艾条高度,以病人感到温热为宜	5		
		观察施灸部位皮肤,询问病人感受,以病人温热感受调整施灸距离	5		
		取下灸盒,将艾条插入灭火瓶彻底熄灭。清洁局部皮肤	8		
		协助病人取舒适体位,整理床单位	6		

（续表）

项目	分值	技术操作要求	标准分	得分	备注（扣分内容）
操作过程	50	观察病人局部皮肤，询问病人感受	2		
		告知相关注意事项，酌情开窗通风	3		
		洗手，再次核对	3		
操作后处置	6	用物按《医疗机构消毒技术规范》处理	2		
		洗手	2		
		记录	2		
评价	6	流程合理、技术熟练、局部皮肤无损伤、询问病人感受	6		
理论提问	10	艾盒灸的禁忌证	10		
		艾盒灸的临床应用			
本人已知晓扣分原因及正确操作步骤 签名：			得分：		

第四节 葫芦灸

（一）葫芦灸技术定义

葫芦灸是将艾条点燃后放于大小合适的葫芦灸器具内，间接置于穴位上施灸的一种操作方法，可起到回阳固脱、升阳举陷、祛风解表、温散寒邪、温经通络的作用。

（二）常用穴位

1. 尪痹（类风湿关节炎）：大杼、曲池、血海、大椎至腰俞段督脉穴、犊鼻、八邪等穴。

2. 其他痹证：大椎、足三里、阴陵泉、犊鼻、阿是穴等穴。

3. 月经不调：关元、血海、三阴交等穴。

4. 痛经：地机、关元、三阴交等穴。

5. 咳嗽（慢性迁延期）：大椎、肺俞、膻中、天突等穴。

6. 泄泻：关元、气海、大横、神阙、天枢等穴。

7. 小便不利：气海、关元、中极等穴。

8. 腰椎间盘突出症：双侧肾俞、大肠俞、腰阳关、命门等穴。

（三）适应证

1. 气虚证：胃痛、痞满、泄泻、胁痛、腹痛、胸痹、脱肛、子宫脱垂、中风后遗症、汗证、血证、虚劳、手术后、肿瘤放疗及化疗后。

2. 寒湿证：咳嗽、哮病、喘证等慢性迁延期内科疾病；闭经、不孕不育、遗精、早泄、遗尿、尿失禁、小便不利等泌尿生殖系统疾病；尪痹、项痹等痹证。

3. 瘀血证：月经不调、痛经、胸痹等。

（四）禁忌证

1. 大血管处、怀孕者腹部和腰骶部、皮肤感染、溃疡、瘢痕处，有出血倾向者不宜施灸。

2. 空腹或餐后 1 小时左右不宜施灸。

3. 对糖尿病、肢体麻木、感觉迟钝、语言交流障碍的病人慎施灸。

(五) 操作前准备工作

1. 评估

(1) 病室环境及温度。

(2) 主要症状、既往史及是否妊娠。

(3) 有无出血病史或出血倾向、哮喘病史或艾绒过敏史。

(4) 对热、气味的耐受程度。

(5) 施灸部位皮肤情况。

2. 告知

(1) 施灸前应对病人做好解释工作：告知病人施灸方法及注意事项,使其能消除恐惧心理,积极配合治疗。

(2) 告知病人艾条点燃后可出现较淡的中药燃烧气味。

(3) 施灸过程中出现头晕、眼花、恶心、面青唇白、心慌出汗等不适现象,及时告知护士。

(4) 施灸后局部皮肤出现微红温热,属于正常现象。个别病人在治疗过程中艾灸部位可能出现水疱。

(5) 灸后注意保暖,饮食宜清淡。

3. 用物准备：艾条,各种尺寸型号的葫芦灸器具,治疗盘,点火枪,弯盘,纱布。必要时备浴巾、屏风。

(六) 操作步骤

1. 操作者应穿工作服,必要时戴口罩帽子,操作前后做好手卫生。

2. 核对医嘱,评估病人,做好解释。

3. 备齐用物,携用物至床旁。

4. 协助病人取合理、舒适体位。

5. 遵照医嘱确定施灸部位,充分暴露施灸部位,注意保护病人隐私及保暖。

6. 将艾条插入各种尺寸、型号的葫芦灸器具内,点燃艾条,进行施灸。

7. 施灸顺序,宜先上后下、先头身后四肢、先腰背部后胸腹部。

8. 葫芦灸器具放于平坦处,注意观察局部皮肤情况。

9. 施灸过程中,随时询问病人有无灼痛感及其他不适,及时调整底座与皮肤的距离,防止烫伤及艾灰掉落烧坏衣物、被褥等。

10. 施灸结束,观察病人皮肤情况,如有艾灰残留,用纱布擦拭,协助病人穿好衣物,取舒适卧位。

11. 适当开窗通风,注意保暖,避免吹对流风。

(七) 疗程

根据病人的体质特点和艾灸后反应进行调整。首次操作后感觉有不适症状,葫芦灸时间可适当减短,让身体慢慢适应后逐次地延长时间。每天可进行1～2次,5～10 d 为 1 个疗程。

(八) 用物处理原则

1. 葫芦灸治疗结束后,必须将未燃尽的艾绒熄灭,以防再次燃烧造成事故的发生。

2. 葫芦灸器具应一人一用一清洁,使用后注意清洗和消毒。

（唐　颖　倪微微）

附录一：葫芦灸技术操作流程图

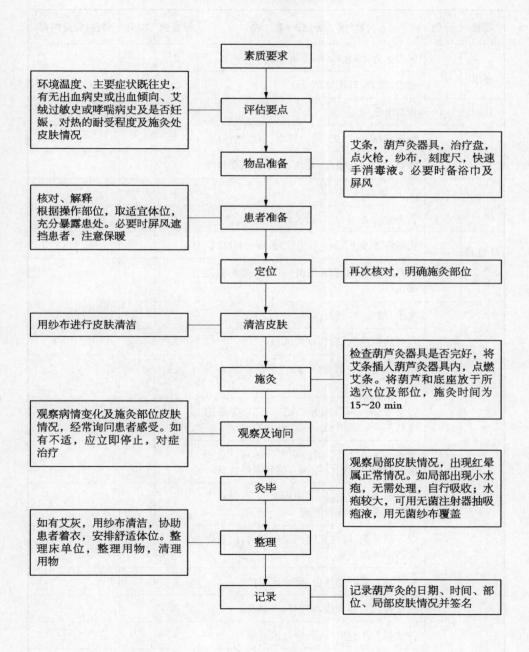

环境温度、主要症状既往史，有无出血病史或出血倾向、艾绒过敏史或哮喘病史及是否妊娠，对热的耐受程度及施灸处皮肤情况

素质要求

评估要点

物品准备

艾条，葫芦灸器具，治疗盘，点火枪，纱布，刻度尺，快速手消毒液。必要时备浴巾及屏风

核对、解释
根据操作部位，取适宜体位，充分暴露患处。必要时屏风遮挡患者，注意保暖

患者准备

定位

再次核对，明确施灸部位

用纱布进行皮肤清洁

清洁皮肤

施灸

检查葫芦灸器具是否完好，将艾条插入葫芦灸器具内，点燃艾条。将葫芦和底座放于所选穴位及部位，施灸时间为15~20 min

观察病情变化及施灸部位皮肤情况，经常询问患者感受。如有不适，应立即停止，对症治疗

观察及询问

灸毕

观察局部皮肤情况，出现红晕属正常情况。如局部出现小水疱，无需处理，自行吸收；水疱较大，可用无菌注射器抽吸疱液，用无菌纱布覆盖

如有艾灰，用纱布清洁，协助患者着衣，安排舒适体位。整理床单位，整理用物，清理用物

整理

记录

记录葫芦灸的日期、时间、部位、局部皮肤情况并签名

附录二：葫芦灸技术操作考核评分标准

项目	分值	技 术 操 作 要 求	标准分	得分	备注(扣分内容)
素质要求	4	仪表大方,举止端庄,态度和蔼	2		
		戴表,服装、鞋帽整洁	2		
核对	4	核对医嘱	4		
评估	6	临床症状、既往史、是否妊娠、出血性疾病	3		
		施灸部位皮肤情况,对热、气味的耐受程度	3		
用物准备	6	洗手,戴口罩	3		
		备齐并检查用物	3		
环境和病人准备	8	病室整洁、保护隐私、注意保暖、避免对流风	4		
		核对解释,协助病人取舒适体位,暴露施灸部位	4		
操作过程	50	洗手、戴口罩、核对医嘱	5		
		查对病人信息、确定施灸部位	3		
		用纱布清洁局部皮肤,检查葫芦灸器具是否完好	5		
		将艾条插入葫芦内并点燃,口述:艾条距离葫芦灸底座网格 2～3 cm 为宜	5		
		施灸:将葫芦灸器具固定于所选穴位及部位,调整底座高度,以病人感到温热为宜	5		
		观察施灸部位皮肤,询问病人感受,以病人温热感受调整施灸距离	5		
		取下葫芦灸,将艾灰倒入广口瓶内,彻底熄灭清洁局部皮肤	8		
		协助病人取舒适体位,整理床单位	6		
		观察病人局部皮肤,询问病人感受	2		
		告知相关注意事项,酌情开窗通风	3		
		洗手,再次核对	3		

（续表）

项目	分值	技　术　操　作　要　求	标准分	得分	备注(扣分内容)
操作后 处置	6	用物按《医疗机构消毒技术规范》处理	2		
		洗手	2		
		记录	2		
评价	6	流程合理、技术熟练、局部皮肤无损伤、询问病人感受	6		
理论 提问	10	葫芦灸的禁忌证	10		
		葫芦灸的临床应用			
本人已知晓扣分原因及正确操作步骤 签名：			得分：		

第五节　督　灸

(一) 定义

所谓督灸,是指于督脉的脊柱段上施以艾灸,用于治疗疾病的一种特色中医外治法。这是在中医古老的疗法"铺灸"的基础上经过改良而来的,通过温通作用激发、协调诸经,平衡阴阳,起到治疗疾病的作用。

(二) 常用穴位

1. 腰俞:位于骶尾部,与骶椎间隙相吻合。
2. 命门:位于腰后中线,第二腰段的下凹处。
3. 悬枢:位于腰后中线,第一节脊柱的下凹处。
4. 大椎:位于第七颈椎的后中线,位于第七颈椎的下段。
5. 风府:位于颈侧,后际中点上方一寸处,枕外隆凸而下。
6. 百会穴:位于头顶正中,两耳尖连线的中点处,也就是百会穴。
7. 神庭:位于头顶正中 0.5 cm 处。

(三) 适应证

1. 寒湿凝滞证:常见的有腹痛、泄泻、月经不调等症状。
2. 气阴两虚证:虚劳,产后病,手术和肿瘤放化疗后,疲劳症状等。
3. 风邪袭表:鼻渊,咳嗽,哮喘证等。

(四) 禁忌证

1. 孕妇不宜用火者,腰骶部,皮肤感染、溃疡、瘢痕处及有出血倾向者,不宜施灸。
2. 空腹或餐后 1 h 左右、精神紧张、大汗后、疲劳或饥饿时皆不宜施灸。
3. 有糖尿病、肢体麻木、感觉迟钝、语言沟通有障碍者,慎用艾灸。

（五）操作前准备工作

1. 评估

（1）病房内的环境和气温。

（2）病人的主要症状,既往史是否妊娠。

（3）既往有出血或出血倾向及艾绒过敏史。

（4）对热、气味的耐受程度。

（5）施灸部位皮肤情况。

2. 告知

（1）在施灸之前,要做好讲解。告诉病人使用艾灸的方式和要注意的问题,以解除病人的畏惧情绪,让病人能够主动地接受治疗。

（2）告诉病人艾条点燃后可出现较淡的中药燃烧气味。

（3）在施灸期间,如有头晕、恶心、面色苍白、心慌、出汗等症状,应立即报告护理人员。

（4）施灸后局部皮肤出现微红温热,属于正常现象。个别病人在治疗过程中艾灸部位可能出现水疱。

（5）灸后注意保暖,饮食宜清淡。

3. 用物准备：艾条(艾绒),督灸盒,治疗盘,点火枪,弯盘,纱布。必要时备浴巾、屏风。

（六）操作步骤

1. 医护人员必须穿工作服,戴帽子和口罩,在操作过程中要注意手部的清洁。

2. 根据医生的指导意见,对病人进行评价,并给予说明。

3. 准备好所需物品,并将所需物品带到病床边。

4. 帮助病人取合适的、舒适的体位。

5. 根据医生的指导,选择合适的施灸点,使受灸区完全露出,并要做好个人的防护和保暖工作。

6. 在导灸箱中投入艾条(艾绒),然后将其点燃,置于病人背部督脉从大椎到腰俞处施灸。

7. 在施灸期间,应注意向病人询问是否出现灼痛情况。如有,应立即调节艾条与肌肤之间的间距,以避免因艾条脱落而引起的烧伤、被褥等物品的损坏。

8. 完成督灸后,对病人的肌肤状况进行检查。发现有明显的灰斑时,及时用纱布擦净,帮助病人穿好衣服,保持舒服的睡姿。

9. 适当时应打开门窗,注意保暖,避免吹对流风。

(七)疗程

根据病人的体质特点和艾灸后反应进行调整。首次操作后感觉有不适症状,督灸时间可适当减短,让身体慢慢适应后逐次地延长时间。每天可进行 1~2 次,5~10 d 为 1 个疗程。

(八)用物处理原则

1. 督灸治疗结束后,必须将燃着的艾绒熄灭,以防复燃事故发生。
2. 灸器具应一人一用一清洁,使用后注意清洗和消毒。

(唐 颖 倪微微)

附录一：督灸技术操作流程图

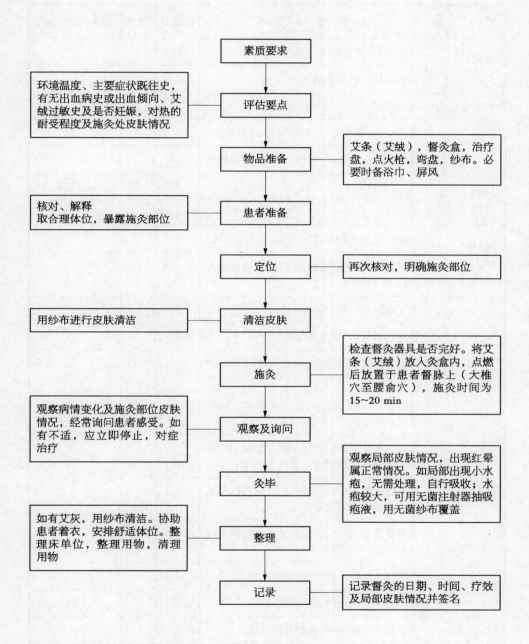

素质要求

环境温度、主要症状既往史，有无出血病史或出血倾向、艾绒过敏史及是否妊娠，对热的耐受程度及施灸处皮肤情况 —— 评估要点

物品准备 —— 艾条（艾绒），督灸盒，治疗盘，点火枪，弯盘，纱布。必要时备浴巾、屏风

核对、解释
取合理体位，暴露施灸部位 —— 患者准备

定位 —— 再次核对，明确施灸部位

用纱布进行皮肤清洁 —— 清洁皮肤

施灸 —— 检查督灸器具是否完好。将艾条（艾绒）放入灸盒内，点燃后放置于患者督脉上（大椎穴至腰俞穴），施灸时间为15~20 min

观察病情变化及施灸部位皮肤情况，经常询问患者感受。如有不适，应立即停止，对症治疗 —— 观察及询问

灸毕 —— 观察局部皮肤情况，出现红晕属正常情况。如局部出现小水疱，无需处理，自行吸收；水疱较大，可用无菌注射器抽吸疱液，用无菌纱布覆盖

如有艾灰，用纱布清洁。协助患者着衣，安排舒适体位。整理床单位，整理用物，清理用物 —— 整理

记录 —— 记录督灸的日期、时间、疗效及局部皮肤情况并签名

附录二：督灸技术操作考核评分标准

项目	分值	技 术 操 作 要 求	标准分	得分	备注(扣分内容)
素质要求	4	仪表大方,举止端庄、态度和蔼	2		
		戴表,服装、鞋帽整洁	2		
核对	4	核对医嘱	4		
评估	6	临床症状、既往史、是否妊娠、出血性疾病	3		
		施灸部位皮肤情况,对热、气味的耐受程度	3		
用物准备	6	洗手,戴口罩	3		
		备齐并检查用物	3		
环境和病人准备	8	病室整洁、保护隐私、注意保暖、避免对流风	4		
		核对解释,协助病人取舒适体位,暴露施灸部位	4		
操作过程	50	洗手、戴口罩、核对医嘱	5		
		核对病人信息、确定施灸部位	3		
		用纱布清洁局部皮肤,检查督灸器具是否完好	5		
		将艾条(艾绒)放入灸盒内并点燃,口述:艾条距离皮肤 2~3 cm 为宜	5		
		施灸:将督灸器具固定于背部督脉相应穴位上,调整高度,以病人感到温热为宜	5		
		观察施灸部位皮肤,询问病人感受,以病人温热感受调整施灸距离	5		
		取下督灸盒,彻底熄灭艾条将艾灰倒入弯盘内,清洁局部皮肤	8		
		协助病人取舒适体位,整理床单位	6		
		观察病人局部皮肤,询问病人感受	2		
		告知相关注意事项,酌情开窗通风	3		
		洗手,再次核对	3		

（续表）

项目	分值	技 术 操 作 要 求	标准分	得分	备注(扣分内容)
操作后处置	6	用物按《医疗机构消毒技术规范》处理	2		
		洗手	2		
		记录	2		
评价	6	流程合理、技术熟练、局部皮肤无损伤、询问病人感受	6		
理论提问	10	督灸的禁忌证	10		
		督灸的临床应用			
本人已知晓扣分原因及正确操作步骤 签名：			得分：		

第六节 耳穴灸

(一) 定义

耳穴灸是将艾条点燃后放于耳灸仪内,间接置于耳部穴位上施灸,可疏通经络、调整脏腑气血功能、促进人体的阴阳平衡,达到防治疾病、改善症状的一种操作方法。

(二) 常用耳穴

1. 中耳炎:鼓室穴、鼓窦穴、听宫穴等穴。
2. 耳鸣、耳聋、头痛:听宫穴、听会穴、耳门穴、阿是穴等穴。
3. 牙疼、颈部疼、口眼歪斜:听宫穴、听会穴、耳门穴、翳风穴等穴。

(三) 适应证

适用于减轻各种疾病疼痛、眩晕、头痛、耳鸣耳痛等症状。

(四) 禁忌证

1. 皮肤感染、溃疡、瘢痕处及有出血倾向者不宜施灸。
2. 空腹或餐后 1 h 左右不宜施灸。
3. 有糖尿病、肢体麻木、感觉迟钝、语言交流障碍的病人慎施灸。

(五) 操作前准备工作

1. 评估
(1) 病室环境及温度。
(2) 主要症状、既往史及是否妊娠。
(3) 有无出血病史或出血倾向、哮喘病史或艾绒过敏史。
(4) 对热、气味的耐受程度。
(5) 施灸部位皮肤情况。

2. 告知

(1) 施灸前应对病人做好解释工作：告知病人施灸方法及注意事项，使其能消除恐惧心理，积极配合治疗。

(2) 艾条点燃后可出现较淡的中药燃烧气味。

(3) 施灸过程中出现头昏、眼花、恶心、颜面苍白、心慌、出汗等不适现象，及时告知护士。

(4) 施灸后局部皮肤出现微红温热，属于正常现象。个别病人在治疗过程中艾灸部位可能出现水疱。

(5) 灸后注意保暖，饮食宜清淡。

3. 用物准备：艾条，耳灸仪，治疗盘，点火枪，弯盘，纱布。必要时备浴巾、屏风。

(六) 操作步骤

1. 医务人员应穿工作服，必要时戴帽子、口罩。操作前后做好手卫生。

2. 核对医嘱，评估病人，做好解释。

3. 备齐用物，携用物至床旁。

4. 协助病人取合理、舒适体位。

5. 遵照医嘱确定施灸部位，充分暴露施灸部位，注意保护隐私及保暖。

6. 将艾条插入耳灸仪内，点燃艾条。将耳灸仪佩戴于病人头部，并罩住两侧耳部。

7. 注意观察局部皮肤情况。

8. 施灸过程中，随时询问病人有无灼痛感。及时调整艾灸与皮肤的距离，防止烫伤。

9. 施灸结束，观察病人皮肤情况，如有艾灰，用纱布清洁。协助病人取舒适卧位。

10. 酌情开窗通风，注意保暖，避免吹对流风。

(七) 疗程

根据病人的体质特点和艾灸后反应进行调整，温度以有温热感即可。首次操作后感觉有不适症状，耳穴灸时间可适当减短，后逐次地延长时间。每天可进行 1～2 次，灸左右耳各 10 min 左右，5～10 d 为 1 个疗程。

(八) 用物处理原则

1. 耳穴灸治疗结束后,必须将燃着的艾绒熄灭,以防复燃事故发生。

2. 耳灸仪应一人一用一清洁,使用后注意清洗和消毒。

(唐 颖 毛 悦)

附录一：耳穴灸技术操作流程图

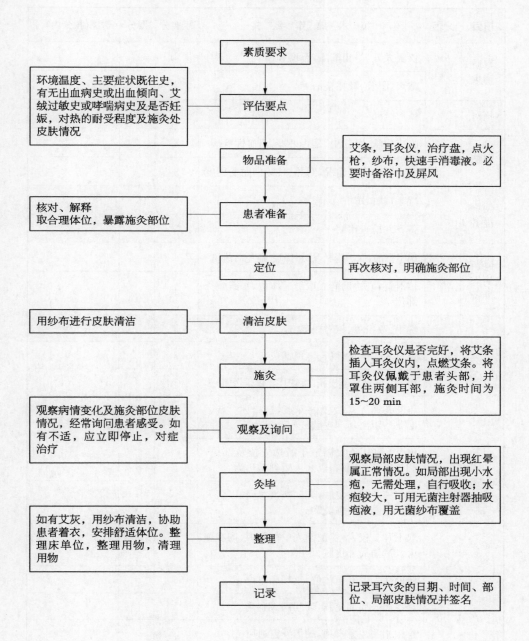

素质要求

环境温度、主要症状既往史，有无出血病史或出血倾向、艾绒过敏史或哮喘病史及是否妊娠，对热的耐受程度及施灸处皮肤情况 —— 评估要点

物品准备 —— 艾条，耳灸仪，治疗盘，点火枪，纱布，快速手消毒液。必要时备浴巾及屏风

核对、解释取合理体位，暴露施灸部位 —— 患者准备

定位 —— 再次核对，明确施灸部位

用纱布进行皮肤清洁 —— 清洁皮肤

施灸 —— 检查耳灸仪是否完好，将艾条插入耳灸仪内，点燃艾条。将耳灸仪佩戴于患者头部，并罩住两侧耳部，施灸时间为15~20 min

观察病情变化及施灸部位皮肤情况，经常询问患者感受。如有不适，应立即停止，对症治疗 —— 观察及询问

灸毕 —— 观察局部皮肤情况，出现红晕属正常情况。如局部出现小水疱，无需处理，自行吸收；水疱较大，可用无菌注射器抽吸疱液，用无菌纱布覆盖

如有艾灰，用纱布清洁，协助患者着衣，安排舒适体位。整理床单位，整理用物，清理用物 —— 整理

记录 —— 记录耳穴灸的日期、时间、部位、局部皮肤情况并签名

附录二：耳穴灸技术操作考核评分标准

项目	分值	技 术 操 作 要 求	标准分	得分	备注(扣分内容)
素质要求	4	仪表大方,举止端庄、态度和蔼	2		
		戴表,服装、鞋帽整洁	2		
核对	4	核对医嘱	4		
评估	6	临床症状、既往史、是否妊娠、出血性疾病	3		
		施灸部位皮肤情况,对热、气味的耐受程度	3		
用物准备	6	洗手,戴口罩	3		
		备齐并检查用物	3		
环境和病人准备	8	病室整洁、保护隐私、注意保暖、避免对流风	4		
		核对解释,协助病人取舒适体位,暴露施灸部位	4		
操作过程	50	洗手、戴口罩、核对医嘱	5		
		查对病人信息、确定施灸部位	3		
		用纱布清洁局部皮肤,检查耳灸仪是否完好	5		
		将艾条插入耳灸仪内并点燃,口述:点燃端艾条距离耳部皮肤 2～3 cm 为宜	5		
		施灸:将耳灸仪固定于所选穴位及部位,调整艾条的距离,以病人感到温热为宜	5		
		观察施灸部位皮肤,询问病人感受,以病人温热感受调整施灸距离	5		
		取下耳灸仪,将艾灰倒入广口瓶内,彻底熄灭。清洁局部皮肤	8		
		协助病人取舒适体位,整理床单位	6		
		观察病人局部皮肤,询问病人感受	2		
		告知相关注意事项,酌情开窗通风	3		
		洗手,再次核对	3		

（续表）

项目	分值	技 术 操 作 要 求	标准分	得分	备注(扣分内容)
操作后处置	6	用物按《医疗机构消毒技术规范》处理	2		
		洗手	2		
		记录	2		
评价	6	流程合理、技术熟练、局部皮肤无损伤、询问病人感受	6		
理论提问	10	耳穴灸的禁忌证	10		
		耳穴灸的临床应用			
本人已知晓扣分原因及正确操作步骤 签名：			得分：		

第七节 雷火灸

（一）定义

雷火灸是用特制草药制作的灸条，通过燃烧产生的热量辐射，在人体表面（病灶周围）、部位（病灶部位）、穴位形成高浓药区，并可渗入人体，调控人体各功能，发挥温经除湿、养血润燥、祛风散寒、舒筋止痛等功效的灸法。

（二）常用穴位

1. 眩晕头痛：百会、印堂、角孙等穴。
2. 痛经、月经不调：气海、关元、命门、三阴交、子宫等穴。
3. 消化不良：中脘、神阙等穴。

（三）适应证

1. 血瘀型：风湿痹，如腰痛、项痹、膝痹等，也可见于跌仆扭伤、慢性疲劳等。
2. 寒热犯肺证：如鼻渊、咳嗽、哮喘等。
3. 风痰壅络：脑卒中后出现的头疼等症状。

（四）禁忌证

1. 大血管处、怀孕者腹部和腰骶部、皮肤感染、溃疡、瘢痕处，有出血倾向者不宜施灸。
2. 空腹或餐后1h左右不宜施灸。
3. 有糖尿病、肢体麻木、感觉迟钝、语言交流障碍者慎施灸。

（五）操作前准备工作

1. 评估
（1）病室环境及温度。
（2）主要症状、既往史及是否妊娠。

（3）有无出血病史或出血倾向、哮喘病史或艾绒过敏史。

（4）对热、气味的耐受程度。

（5）施灸部位皮肤情况。

2. 告知

（1）施灸前应对病人做好解释工作，告知病人施灸方法及注意事项，使其能消除恐惧心理，积极配合治疗。

（2）告知病人艾条点燃后可出现较淡的中药燃烧气味。

（3）施灸时出现热气走窜现象，是雷火灸治疗功能的体现。

（4）艾灸后皮肤出现红肿瘙痒是正常的情况，多数情况下会随着时间的推移而逐渐消退。偶尔会有一些皮肤上的色素沉淀，通常 2～3 个月后就会有显著的改善。

（5）在施灸期间，如有头晕、恶心、面色苍白、心慌出汗等症状，应立即报告护理人员。

（6）施灸后局部皮肤出现微红温热，属于正常现象。个别病人在治疗过程中艾灸部位可能出现水疱。

（7）灸后注意保暖，饮食宜清淡。

3. 用物准备：雷火艾条，治疗盘，持灸器，大头针，打火机，酒精灯，弯盘，刮板，纱布，刻度尺，治疗碗（内盛水），手消毒液。必要时备浴巾及屏风。

（六）操作步骤

1. 医护人员必须穿工作服，戴帽和口罩，在操作前和操作后都要注意做好手卫生。

2. 核对医嘱，评估病人，做好解释。

3. 备齐用物，携用物至床旁。

4. 协助病人取合理、舒适体位。

5. 遵照医嘱确定施灸部位，充分暴露施灸部位，注意保护隐私及保暖。

6. 用纱布清洁皮肤，用持灸器及大头针固定雷火灸条并点燃，根据中医辨证、补泻原则及病人耐热程度进行施灸。

7. 常用手法操作

（1）补法：距肌肤 3～5 cm 处，温热适中，采用上下灸、左右灸的方法。

（2）下法：距肌肤 1～2 cm 处，以赤焰为中心，采用雀啄灸、回旋灸等方法。

（3）平补平泻：距肌肤 2 cm 处，上下或左右均匀来回地进行灸疗。

8. 施灸顺序，宜先上后下、先腰背后胸腹、先头身后四肢。

9. 及时清除艾灰，防止掉落烫伤皮肤或引燃衣物或毛毯。

10. 施灸过程中，注意观察局部皮肤情况，随时询问病人有无灼痛感。及时调整灸头与皮肤的距离，防止烫伤及艾灰脱落烧坏衣物、被褥等。

11. 施灸结束，观察病人皮肤情况，如有艾灰，用纱布清洁。治疗后 2h 内保持施灸部位清洁干燥，以免影响疗效。协助病人穿衣，取舒适卧位。

12. 酌情开窗通风，注意保暖、休息、避免吹对流风。治疗期间禁食生冷、辛辣食物，忌烟酒。

（七）疗程

根据病人的体质特点和艾灸后反应进行调整。首次操作后感觉有不适症状，雷火灸时间可适当减短，让身体慢慢适应后逐次延长时间。每天可进行 1～2 次，每次灸 25 min，5～10 d 为 1 个疗程。

（八）用物处理原则

1. 艾灸治疗结束后，必须将燃着的艾绒熄灭，以防复燃事故发生。

2. 艾灸器应一人一用一清洁，使用后注意清洗和消毒。

（唐 颖 毛 悦）

附录一：雷火灸操作流程图

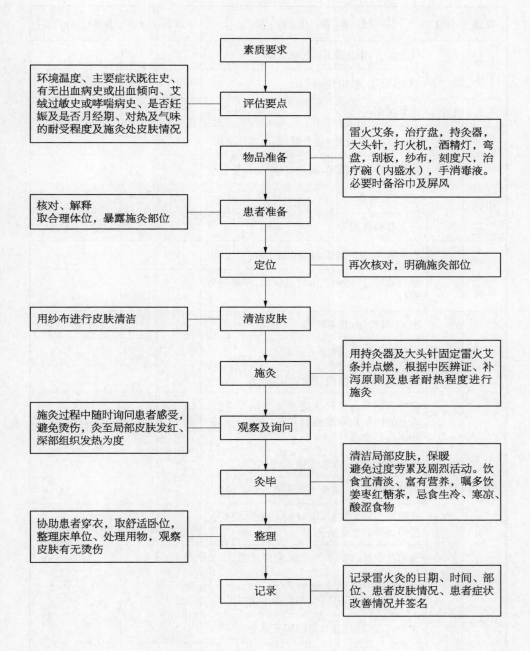

环境温度、主要症状既往史、有无出血病史或出血倾向、艾绒过敏史或哮喘病史、是否妊娠及是否月经期、对热及气味的耐受程度及施灸处皮肤情况

素质要求

评估要点

物品准备 ── 雷火艾条，治疗盘，持灸器，大头针，打火机，酒精灯，弯盘，刮板，纱布，刻度尺，治疗碗（内盛水），手消毒液。必要时备浴巾及屏风

核对、解释
取合理体位，暴露施灸部位 ── 患者准备

定位 ── 再次核对，明确施灸部位

用纱布进行皮肤清洁 ── 清洁皮肤

施灸 ── 用持灸器及大头针固定雷火艾条并点燃，根据中医辨证、补泻原则及患者耐热程度进行施灸

施灸过程中随时询问患者感受，避免烫伤，灸至局部皮肤发红、深部组织发热为度 ── 观察及询问

灸毕 ── 清洁局部皮肤，保暖避免过度劳累及剧烈活动。饮食宜清淡、富有营养，嘱多饮姜枣红糖茶，忌食生冷、寒凉、酸涩食物

协助患者穿衣，取舒适卧位，整理床单位、处理用物，观察皮肤有无烫伤 ── 整理

记录 ── 记录雷火灸的日期、时间、部位、患者皮肤情况、患者症状改善情况并签名

附录二：雷火灸操作考核评分标准

项目	分值	技 术 操 作 要 求	标准分	得分	备注(扣分内容)
素质要求	4	仪表大方，举止端庄、态度和蔼	2		
		戴表，服装、鞋帽整洁	2		
核对	4	核对医嘱	4		
评估	6	临床症状、既往史、是否妊娠、出血性疾病	3		
		施灸部位皮肤情况，对热、气味的耐受程度	3		
用物准备	6	洗手，戴口罩	3		
		备齐并检查用物	3		
环境和病人准备	8	病室整洁、保护隐私、注意保暖、避免对流风	4		
		核对解释，协助病人取舒适体位，暴露施灸部位	4		
操作过程	50	洗手、戴口罩、核对医嘱	5		
		查对病人信息、确定施灸部位	3		
		观察病人局部皮肤，询问病人感受	5		
		用持灸器及大头针固定雷火艾条并点燃，将点燃的一端对准施灸穴位，艾条与皮肤距离符合要求	5		
		选择三种手法，方法正确	5		
		随时清除艾灰，灸至局部皮肤出现红晕	5		
		观察施灸部位皮肤，询问病人感受，以病人温热感受调整施灸距离	8		
		灸后艾条放入盛水治疗碗中彻底熄灭，清洁局部皮肤	6		
		协助病人取舒适体位，整理床单位	2		
		观察病人局部皮肤，询问病人感受	3		
		告知相关注意事项，酌情开窗通风	3		

（续表）

项目	分值	技 术 操 作 要 求	标准分	得分	备注(扣分内容)
操作后处置	6	用物按《医疗机构消毒技术规范》处理	2		
		洗手	2		
		记录	2		
评价	6	流程合理、技术熟练、局部皮肤无损伤、询问病人感受	6		
理论提问	10	雷火灸的禁忌证	10		
		雷火灸的临床应用			
本人已知晓扣分原因及正确操作步骤 签名：			得分：		

第八节 炉式熏灸

(一) 定义

炉式熏灸是将点燃的艾条放置于炉式熏灸壶中,通过熏灸壶烟腔散发出的艾烟药力及温热作用刺激人体相应穴位或病痛部位,可温经散寒、行血活血、扶阳固脱、祛除外邪防治疾病的一种操作方法,属于艾灸技术范畴。

(二) 常用穴位

1. 面瘫:颧髎、颊车、地仓、阳白等穴。
2. 蛇串疮:神阙、合谷、侠白、足三里等穴。
3. 甲沟炎:涌泉、太冲、内庭等穴。

(三) 适应证

适用于各类正气不足、外邪入体所致的疾病,如面瘫、蛇串疮、甲沟炎、外科伤口感染等。

(四) 禁忌证

1. 大血管处、孕妇腹部和腰骶部、瘢痕处、严重高血压、严重心脏病重度贫血者不宜用炉式熏灸。
2. 急性脑血管意外、有出血倾向者不宜用炉式熏灸。
3. 温热感觉障碍、高热、过饥、过饱不宜用炉式熏灸。
4. 有糖尿病、热敏感较差、肢体麻木的病人不宜用炉式熏灸。
5. 大渴、大汗、极度疲劳、情绪不稳及不能配合治疗者不宜用炉式熏灸。
6. 有哮喘病史、艾绒过敏者不宜用炉式熏灸。

(五) 操作前准备工作

1. 评估
(1) 病室环境及温度。

（2）现有症状，既往病史，是否妊娠。

（3）是否有哮喘病史、艾绒过敏史、出血病史或出血倾向。

（4）对热、疼痛、气味的耐受程度。

（5）施灸部位皮肤情况。

2. 告知

（1）过饥、过饱、大渴、大汗、极度疲劳、情绪不稳时不适宜熏灸。

（2）熏灸过程中出现胸闷气短、头昏眼花、心慌、出冷汗、皮肤发痒或皮疹等不适症状，及时告知护士。

（3）熏灸时自觉温热感即可，熏灸局部皮肤会出现微红有灼烧感，属于正常现象，无需处理。如因熏灸时间过长，局部出现小水疱，只要注意不擦破，可任其自然吸收。

（4）熏灸时勿擅自调整体位，勿擅自触碰熏灸壶，避免烫伤。

（5）熏灸后多喝温水，注意保暖，多食温经活络的食物。

3. 用物准备：艾条，炉式熏灸壶，弯盘，打火机或点火枪，酒精炉，95％酒精棉球，血管钳，纱布垫。必要时备浴巾、屏风、计时器等物。

（六）操作步骤

1. 医务人员应穿工作服，必要时戴帽子、口罩，操作前后做好手卫生。

2. 核对医嘱、评估病人、做好解释。

3. 备齐用物，携带用物至床旁。

4. 协助病人取合理、舒适体位。

5. 遵医嘱确定熏灸部位，注意保暖及保护病人隐私。

6. 将准备好的艾条放入炉内妥善放置，根据病人情况调整合适距离和温度。

7. 如涉及全身多个腧穴，熏灸顺序一般遵循先头面后手足、先腰背后胸腹、先上肢后下肢、先内侧后外侧逐步按顺序熏灸。

8. 观察病人情况有无烧灼疼痛感，询问有无不适感。

9. 施灸完毕，对局部皮肤进行清洁卫生处理。协助病人穿衣，安置舒适体位，并整理床单位。

（七）技术疗程

首次疗程应避免过长时间操作，且操作时手法力度需轻柔。通过一次治疗得到痊愈,则可停止进一步治疗。如症状仍未消退,病情急者,一般 1 次/d,一次 20～30 min。对连续几天熏灸的病人,应轮换熏灸部位。若为慢性病,1 次/d, 3～7 d 为一个疗程;若不愈,可休息 2～3 d 再继续治疗。若病人感觉疲劳,应休息几日再予以熏灸。

(八) 用物处理原则

采用炉式熏灸工具时,须遵循一人一用、彻底洗净及消毒的原则。并提倡具备条件的医疗单位,将炉式熏灸工具提交至消毒供应中心进行统一处理。优先考虑运用机械清洗和高温湿热的消毒方式。

(唐 颖 王 瑜)

附录一：炉式熏灸技术操作流程图

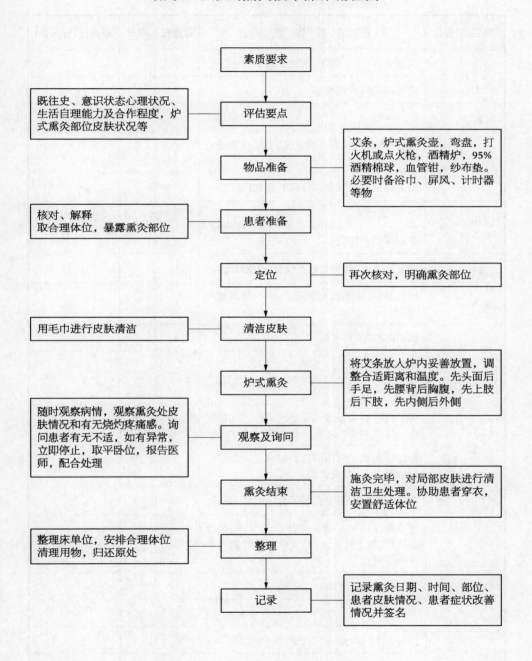

素质要求

既往史、意识状态心理状况、生活自理能力及合作程度，炉式熏灸部位皮肤状况等 ── 评估要点

物品准备 ── 艾条，炉式熏灸壶，弯盘，打火机或点火枪，酒精炉，95%酒精棉球，血管钳，纱布垫。必要时备浴巾、屏风、计时器等物

核对、解释
取合理体位，暴露熏灸部位 ── 患者准备

定位 ── 再次核对，明确熏灸部位

用毛巾进行皮肤清洁 ── 清洁皮肤

炉式熏灸 ── 将艾条放入炉内妥善放置，调整合适距离和温度。先头面后手足，先腰背后胸腹，先上肢后下肢，先内侧后外侧

随时观察病情，观察熏灸处皮肤情况和有无烧灼疼痛感。询问患者有无不适，如有异常，立即停止，取平卧位，报告医师，配合处理 ── 观察及询问

熏灸结束 ── 施灸完毕，对局部皮肤进行清洁卫生处理。协助患者穿衣，安置舒适体位

整理床单位，安排合理体位清理用物，归还原处 ── 整理

记录 ── 记录熏灸日期、时间、部位、患者皮肤情况、患者症状改善情况并签名

附录二：炉式熏灸技术操作考核评分标准

项目	分值	技 术 操 作 要 求	标准分	得分	备注(扣分内容)
素质要求	4	仪表大方，举止端庄、态度和蔼	2		
		戴表，服装、鞋帽整洁	2		
核对	4	核对医嘱	4		
评估	6	既往史、意识状态心理状况、生活自理能力及合作程度	3		
		熏灸部位皮肤状况、对疼痛的耐受程度	3		
用物准备	6	洗手，戴口罩	3		
		备齐并检查用物	3		
环境和病人准备	8	病室整洁、保护隐私、注意保暖、避免对流风	4		
		核对解释，协助病人取舒适体位，暴露熏灸部位	4		
操作过程	50	核对医嘱，清洁皮肤	5		
		准备合适的艾条并点燃	3		
		根据辨证分型进行取穴	5		
		将准备好的艾条放入炉内妥善放置，根据病人情况调整合适距离和温度	5		
		告知病人熏灸时勿擅自调整体位。勿擅自触碰熏灸壶，避免烫伤	5		
		观察病人有无烧灼疼痛感，询问有无不适感	5		
		熏灸顺序一般遵循先头面后手足、先腰背后胸腹、先上肢后下肢、先内侧后外侧逐步按顺序熏灸	8		
		告知相关注意事项	6		
		清洁皮肤	2		
		协助病人取舒适体位，整理床单位	3		
		洗手、再次核对	3		

（续表）

项目	分值	技 术 操 作 要 求	标准分	得分	备注(扣分内容)
操作后处置	6	用物按《医疗机构消毒技术规范》处理	2		
		洗手	2		
		记录	2		
评价	6	流程合理、技术熟练、局部皮肤无损伤、询问病人感受	6		
理论提问	10	炉式熏灸的禁忌证	10		
		炉式熏灸的临床应用			
本人已知晓扣分原因及正确操作步骤 签名：			得分：		

第九节 脐 灸

（一）定义

脐灸疗法，是以脐为中心，根据不同体质，选方辅以药粉，利用药物、艾绒、穴位等多重作用，借用肚脐皮肤薄、敏感度高、吸收快的特点，借助艾火的纯阳热力，透入肌肤，以调和气血、疏通经络、补益温中等功效刺激人体组织，从而达到防病健体的一种灸疗方法。

（二）常用穴位

神阙（中心点）、水分、中脘、关元等穴。

（三）适应证

适用于胃炎、腹胀、便秘、感冒、咳嗽，小儿腹痛、腹泻、积食、腺样体肥大，痛经、月经不调、妇科炎症、子宫肌瘤、甲状腺结节、孕前体质调理等。

（四）禁忌证

1. 孕妇腹部和腰骶部、皮肤感染、溃疡、瘢痕处及有出血倾向者不宜施灸。

2. 处于过度劳累、过饥过饱、醉酒、大汗淋漓、脱水、过度紧张等状态，以及惊厥、抽搐等状态的病人不宜施灸，否则可能会加重病情或产生危险。

3. 高热、昏迷、抽风期间或身体极度衰竭、形销骨立等情况的病人，无自制能力的人，以及精神病病人不宜施灸。

4. 注意观察局部皮肤的情况，对有糖尿病、肢体感觉障碍的病人，需谨慎控制施灸温度，防止烧烫伤。

（五）操作前准备工作

1. 评估

（1）病室环境，室温适宜。

（2）主要症状、既往史及过敏史、是否妊娠期或月经期。

（3）有无出血病史或出血倾向、哮喘病史或艾绒过敏史。

（4）对热、气味的耐受程度。

（5）施灸部位皮肤情况。

2. 告知

（1）施灸过程中出现头昏恶心、面色苍白、心慌出汗等不适现象，及时告知。

（2）施灸后如出现咽喉轻微干燥、大便秘结、失眠等现象，无需特殊处理。

（3）个别病人艾灸后局部皮肤可能出现小水疱，无需处理，可自行吸收。如水疱较大，遵医嘱处理。

（4）施灸后注意保暖，饮食宜清淡。

3. 用物准备：艾绒、面碗（玄通罐）、脐疗方剂、75％酒精棉球、治疗盘、洞巾、打火机、镊子、弯盘、纱布。必要时准备毛巾、屏风。

（六）操作步骤

1. 医务人员应着装整洁，必要时戴帽子、口罩，操作前后做好手卫生。

2. 查对医嘱，评估病人，做好解释，调节室温。

3. 备齐用物，携用物至床旁。

4. 协助病人取合理、舒适体位。

5. 遵照医嘱确定操作部位，充分暴露局部皮肤，注意保护病人隐私，注意保暖。

6. 用75％酒精棉球清洁脐部及周围皮肤，放置一层纱布于脐部。再将脐疗方药放入脐内与脐平，上方垫一洞巾。将艾绒制作成艾锥，放入面碗（玄通罐）中点燃置于洞巾上方，四周放置毛巾保暖。

7. 注意观察局部皮肤情况。

8. 施灸过程中，随时询问病人感受。及时调整艾灸与皮肤的距离，防止烧烫伤。

9. 施灸结束，撤去面碗（玄通罐）及洞巾，去除药粉及纱布。清洁皮肤，观察病人皮肤情况，协助病人取舒适卧位。

10. 酌情开窗通风，注意保暖，避免吹对流风。

（七）疗程

首次疗程应避免过长时间操作，且操作时手法需轻柔熟练。如病人无不适，症状仍未消退，每日可以进行 1 次脐灸，3～7 d 为 1 个疗程，直至病症自然痊愈。

（八）用物处理原则

脐灸治疗结束后，必须将燃烧的艾绒熄灭，以防复燃事故发生。面碗（玄通罐）应一人一用一消毒，使用后清洗消毒晾干。

（唐　颖　王　瑜）

附录一：脐灸技术操作流程图

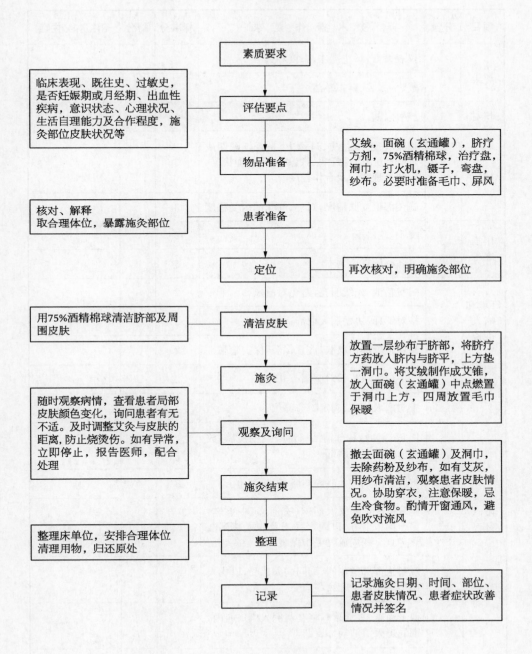

```
                        ┌──────────┐
                        │ 素质要求 │
                        └────┬─────┘
                             │
┌─────────────────────┐      │
│临床表现、既往史、过敏史，│      │
│是否妊娠期或月经期、出血性│ ┌────┴─────┐
│疾病、意识状态、心理状况、├─┤ 评估要点 │
│生活自理能力及合作程度，施│ └────┬─────┘
│灸部位皮肤状况等        │      │
└─────────────────────┘      │            ┌─────────────────────┐
                             │            │艾绒，面碗（玄通罐），脐疗│
                        ┌────┴─────┐      │方剂，75%酒精棉球，治疗盘，│
                        │ 物品准备 ├──────┤洞巾，打火机，镊子，弯盘，│
                        └────┬─────┘      │纱布。必要时准备毛巾、屏风│
                             │            └─────────────────────┘
┌─────────────────────┐      │
│核对、解释            │ ┌────┴─────┐
│取合理体位，暴露施灸部位├─┤ 患者准备 │
└─────────────────────┘ └────┬─────┘
                             │
                        ┌────┴─────┐
                        │   定位   ├──────┤再次核对，明确施灸部位│
                        └────┬─────┘
                             │
┌─────────────────────┐      │
│用75%酒精棉球清洁脐部及周├─┤ 清洁皮肤 │
│围皮肤                │ └────┬─────┘
└─────────────────────┘      │            ┌─────────────────────┐
                             │            │放置一层纱布于脐部，将脐疗│
                        ┌────┴─────┐      │方药放入脐内与脐平，上方垫│
                        │   施灸   ├──────┤一洞巾。将艾绒制作成艾锥，│
                        └────┬─────┘      │放入面碗（玄通罐）中点燃置│
┌─────────────────────┐      │            │于洞巾上方，四周放置毛巾│
│随时观察病情，查看患者局部│      │            │保暖                │
│皮肤颜色变化，询问患者有无│ ┌────┴─────┐      └─────────────────────┘
│不适。及时调整艾灸与皮肤的├─┤观察及询问│
│距离，防止烧烫伤。如有异常，│ └────┬─────┘      ┌─────────────────────┐
│立即停止，报告医师，配合│      │            │撤去面碗（玄通罐）及洞巾，│
│处理                │      │            │去除药粉及纱布，如有艾灰，│
└─────────────────────┘ ┌────┴─────┐      │用纱布清洁，观察患者皮肤情│
                        │ 施灸结束 ├──────┤况。协助穿衣，注意保暖，忌│
                        └────┬─────┘      │生冷食物。酌情开窗通风，避│
┌─────────────────────┐      │            │免吹对流风            │
│整理床单位，安排合理体位│ ┌────┴─────┐      └─────────────────────┘
│清理用物，归还原处    ├─┤   整理   │
└─────────────────────┘ └────┬─────┘
                             │            ┌─────────────────────┐
                        ┌────┴─────┐      │记录施灸日期、时间、部位、│
                        │   记录   ├──────┤患者皮肤情况、患者症状改善│
                        └──────────┘      │情况并签名            │
                                          └─────────────────────┘
```

附录二：脐灸技术操作考核评分标准

项目	分值	技术操作要求	标准分	得分	备注(扣分内容)
素质要求	4	仪表大方,举止端庄、态度和蔼	2		
		戴表,服装、鞋帽整洁	2		
核对	4	核对医嘱	4		
评估	6	临床表现、既往史、过敏史、是否妊娠期或月经期、出血性疾病、意识状态、心理状况、生活自理能力及合作程度	3		
		施灸部位皮肤情况,对热、气味的耐受程度	3		
用物准备	6	洗手,戴口罩	3		
		备齐并检查用物	3		
环境和病人准备	6	病室整洁、光线明亮,避免对流风	2		
		核对解释,协助病人取舒适体位	2		
		暴露施灸部位皮肤,注意保暖,保护隐私	2		
操作过程	52	洗手、戴口罩、核对医嘱	2		
		查对病人信息、确定施灸部位	4		
		用75%酒精棉球清洁脐部及周围皮肤,放置一层纱布于脐部	4		
		将脐疗方剂放入脐内与脐平,垫洞巾	8		
		施灸:将艾锥放入面碗(玄通罐)中点燃,置于洞巾上方,以固定妥当及病人感到温热为宜。四周放置毛巾保暖	12		
		观察施灸部位皮肤,询问病人感受,以病人温热感受调整施灸距离	4		
		取下面碗(玄通罐),将艾灰倒入广口瓶内,彻底熄灭清洁局部皮肤	4		
		协助病人取舒适体位,整理床单位	4		

（续表）

项目	分值	技 术 操 作 要 求	标准分	得分	备注(扣分内容)
操作过程	52	观察病人局部皮肤,询问病人感受	4		
		告知相关注意事项,酌情开窗通风	4		
		洗手,再次核对	2		
操作后处置	6	用物按《医疗机构消毒技术规范》处理	2		
		洗手	2		
		记录	2		
评价	6	流程合理、技术熟练、局部皮肤无损伤询问病人感受	6		
理论提问	10	脐灸的禁忌证	10		
		脐灸的注意事项			
本人已知晓扣分原因及正确操作步骤 签名:			得分:		

第十节 眼　　灸

（一）定义

眼灸是将艾条点燃后放于眼灸仪内，间接置于眼部穴位上施灸，以疏通眼部经络，促进眼部血液循环，缓解眼部疲劳，达到防治疾病、改善症状的一种操作方法。

（二）常用穴位

睛明、四白、承泣、太阳、攒竹等穴。

（三）适应证

适用于眼干眼涩、近视、眼部疲劳等症状。

（四）禁忌证

1. 患有结膜炎、角膜炎等眼部及其周围皮肤黏膜炎症，有出血或渗出性眼病早期及不明原因的视力下降，以及青光眼等病人，禁忌使用。

2. 处于过度劳累、过饥过饱、醉酒、大汗淋漓、脱水、过度紧张等状态，以及惊厥、抽搐等状态的病人不宜施灸，否则可能会加重病情或产生危险。

3. 高热、昏迷、抽风期间，身体极度衰竭、形销骨立等情况的病人，无自制能力的人及精神病病人，不宜施灸。

4. 注意观察皮肤情况，对有糖尿病、肢体麻木及感觉迟钝的病人，尤应注意防止烧烫伤。

（五）操作前准备工作

1. 评估

（1）病室环境，室温适宜。

（2）主要症状、既往史及是否妊娠。

（3）有无出血病史或出血倾向、哮喘病史或艾绒过敏史，有无结膜炎、角膜炎等眼部及其周围皮肤黏膜炎症，有无出血或渗出性眼病早期及不明原因的视力下降，有无青光眼。

（4）对热、气味的耐受程度。

（5）施灸部位皮肤情况。

2. 告知

（1）施灸前应对病人做好解释工作，告知病人施灸方法及注意事项，使其能消除恐惧心理，积极配合治疗。

（2）告知病人艾条点燃后可出现较淡的中药燃烧气味。

（3）施灸过程中出现头昏恶心、面色苍白、心慌出汗等不适现象，及时告知护士。

（4）施灸后局部皮肤出现微红和温热感，属于正常现象。个别病人在治疗过程中艾灸部位可能出现水疱。

（5）灸后注意保暖，饮食宜清淡。

3. 用物准备：艾条，眼灸仪，治疗盘，打火机，弯盘，纱布。必要时备浴巾、屏风。

（六）操作步骤

1. 医务人员应着装整洁，必要时戴帽子、口罩，操作前后做好手卫生。

2. 查对医嘱，评估病人，做好解释，调节室温。

3. 备齐用物，携用物至床旁。

4. 协助病人取合理、舒适体位。

5. 遵照医嘱确定施灸部位，充分暴露施灸部位，注意保护隐私及保暖。

6. 将艾条插入眼灸仪内，点燃艾条。眼部垫一层纱布，将眼灸仪佩戴于病人头部，嘱病人闭眼，并罩住双眼部。

7. 注意观察局部皮肤情况。

8. 施灸过程中，随时询问病人有无灼痛感。及时调整艾灸与皮肤的距离，防止烧烫伤。

9. 施灸结束，观察病人皮肤情况。如有艾灰，用纱布清洁，协助病人取舒适卧位。

10. 酌情开窗通风，注意保暖，避免吹对流风。

（七）疗程

首次疗程应避免过长时间操作，且操作时手法需轻柔熟练。如病人无不适，症状仍未消退，每日可以进行1～2次眼灸，7 d 为 1 个疗程，直至病症自然痊愈。

（八）用物处理原则

眼灸治疗结束后，必须将燃着的艾绒熄灭，以防复燃事故发生。眼灸仪应一人一用一消毒，使用后清洗消毒晾干。

（朱　慧　石苗青）

附录一：眼灸技术操作流程图

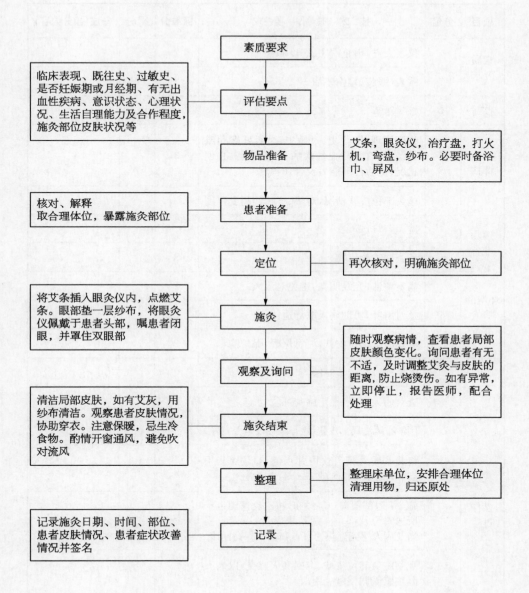

临床表现、既往史、过敏史、是否妊娠期或月经期、有无出血性疾病、意识状态、心理状况、生活自理能力及合作程度，施灸部位皮肤状况等

素质要求

评估要点

物品准备 —— 艾条，眼灸仪，治疗盘，打火机，弯盘，纱布。必要时备浴巾、屏风

核对、解释
取合理体位，暴露施灸部位

患者准备

定位 —— 再次核对，明确施灸部位

将艾条插入眼灸仪内，点燃艾条。眼部垫一层纱布，将眼灸仪佩戴于患者头部，嘱患者闭眼，并罩住双眼部

施灸

观察及询问 —— 随时观察病情，查看患者局部皮肤颜色变化。询问患者有无不适，及时调整艾灸与皮肤的距离，防止烧烫伤。如有异常，立即停止，报告医师，配合处理

清洁局部皮肤，如有艾灰，用纱布清洁。观察患者皮肤情况，协助穿衣。注意保暖，忌生冷食物。酌情开窗通风，避免吹对流风

施灸结束

整理 —— 整理床单位，安排合理体位
清理用物，归还原处

记录施灸日期、时间、部位、患者皮肤情况、患者症状改善情况并签名

记录

附录二：眼灸技术操作考核评分标准

项目	分值	技 术 操 作 要 求	标准分	得分	备注(扣分内容)
素质要求	4	仪表大方,举止端庄、态度和蔼	2		
		戴表,服装、鞋帽整洁	2		
核对	4	核对医嘱	4		
评估	6	临床表现、既往史、过敏史、是否妊娠期或月经期、有无出血性疾病、意识状态、心理状况、生活自理能力及合作程度	3		
		施灸部位皮肤情况,对热、气味的耐受程度	3		
用物准备	6	洗手,戴口罩	3		
		备齐并检查用物	3		
环境和病人准备	6	病室整洁、光线明亮,避免对流风	2		
		核对解释,协助病人取舒适体位	2		
		暴露施灸部位皮肤,注意保暖,保护隐私	2		
操作过程	52	洗手、戴口罩、核对医嘱	2		
		查对病人信息、确定施灸部位	4		
		用纱布清洁局部皮肤,检查眼灸仪是否完好	4		
		将艾条插入眼灸仪内并点燃,口述:艾条点燃端距离眼部皮肤 2~3 cm 为宜	8		
		施灸:眼部覆盖一层纱布,将眼灸仪固定于所选穴位及部位。调整松紧度,以固定妥当及病人感到温热为宜。嘱病人保持闭眼	12		
		观察施灸部位皮肤,询问病人感受,以病人温热感受调整施灸距离	4		
		取下眼灸仪,将艾灰倒入广口瓶内彻底熄灭。清洁局部皮肤	4		
		协助病人取舒适体位,整理床单位	4		

（续表）

项目	分值	技　术　操　作　要　求	标准分	得分	备注(扣分内容)
操作过程	52	观察病人局部皮肤,询问病人感受	4		
		告知相关注意事项,酌情开窗通风	4		
		洗手,再次核对	2		
操作后处置	6	用物按《医疗机构消毒技术规范》处理	2		
		洗手	2		
		记录	2		
评价	6	流程合理、技术熟练、局部皮肤无损伤询问病人感受	6		
理论提问	10	眼灸的禁忌证	10		
		眼灸的注意事项			
本人已知晓扣分原因及正确操作步骤 签名:			得分:		

第十一节 火龙灸

（一）定义

火龙灸，又名长蛇灸、龙骨灸，属于传统艾灸疗法的一种，被称为"灸中之皇"，是中医外治法中极具特色的一种体质调理方法。火龙灸是在人体背部的督脉和膀胱经施以隔物灸，通过振奋人体正气，内达脏腑，外通肢节，起到调和阴阳、通经活络、温肾壮阳、引邪外出等作用。

（二）常用穴位

督脉和膀胱经穴位，由大椎至长强穴。

（三）适应证

1. 寒湿凝滞证：腹痛、胃脘痛、泄泻、月经不调、不孕、遗精、早泄、阳痿、遗尿、尿失禁、尪痹、腰痛、项痹、膝痹等。

2. 气血亏虚证：虚劳、产后病、手术及肿瘤放化疗后、疲劳综合征等。

3. 风寒袭表证：鼻渊、咳嗽咳痰、哮病、喘证等。

4. 保健防病：亚健康人群、免疫力低下者，改善气虚、痰湿、血瘀、阳虚、寒凝体质等。

（四）禁忌证

1. 孕妇腹部和腰骶部、皮肤感染、溃疡、瘢痕处，有出血倾向者不宜施灸。空腹或餐后一小时左右、精神紧张、大汗后、劳累后或饥饿时不宜操作。

2. 处于过度劳累、过饥过饱、醉酒、大汗淋漓、脱水、过度紧张等状态，以及惊厥、抽搐等状态的病人不宜施灸，否则可能会加重病情或产生危险。

3. 高热、昏迷、抽风期间，身体极度衰竭、形销骨立等情况的病人，无自制能力的人，以及精神病病人不宜施灸。

4. 注意观察皮肤情况，对糖尿病、肢体麻木及感觉迟钝的病人，尤应注意防止烧烫伤。

（五）操作前准备工作

1. 评估

（1）病室环境，室温适宜。

（2）主要症状、既往史及是否妊娠。

（3）有无出血病史或出血倾向、艾绒及姜过敏史。

（4）对热、气味的耐受程度。

（5）施灸部位皮肤情况。

2. 告知

（1）操作前应对病人做好解释工作，告知病人施灸方法及注意事项，使其能消除恐惧心理，积极配合治疗。

（2）告知病人艾条点燃后可出现较淡的中药燃烧气味。

（3）操作过程中出现头昏恶心、面色苍白、心慌出汗等不适现象，及时告知护士。

（4）施灸后局部皮肤出现微红温热，属于正常现象。个别病人在治疗过程中艾灸部位可能出现水疱。

（5）灸后注意保暖，饮食宜清淡。

3. 用物准备：治疗盘，姜泥，艾绒，灸粉，桑皮纸，火龙灸器具，药碗，软毛刷，温水，打火机，95％酒精，模具，纱布，75％酒精棉球。必要时备浴巾、屏风。

（六）操作步骤

1. 医务人员应着装整洁，必要时戴帽子、口罩，操作前后做好手卫生。

2. 查对医嘱，评估病人，做好解释，调节室温。

3. 备齐用物，携用物至床旁。

4. 协助病人取合理、舒适体位。

5. 遵照医嘱确定施灸部位，取俯卧位，头偏向一侧。胸部、髋部下方各置一个软枕，双臂置于头部两侧。双手自然放于头部前方，充分暴露施灸部位，注意保护隐私及保暖。

6. 取督脉的大椎穴至长强穴作为施灸部位，用75％酒精棉球沿施术部位自上而下消毒3遍。将灸粉加入少许温水调至糊状，用软毛刷涂于背部督脉及两侧膀胱经,并覆盖桑皮纸。

7. 放火龙灸器具,周边铺防火毯,器具内铺厚度 1～2 cm 姜墙,压实稳固。将艾绒放于三角锥形模具内压实后置于姜墙上,首尾相接,长度不超过姜墙。

8. 用 95％酒精点润艾炷,沿督脉点燃艾炷的上、中、下点。艾炷燃尽,及时续接下一壮,连续灸 3 壮。

9. 施灸过程中,随时询问病人有无灼痛感。及时调整底座与皮肤的距离,防止烫伤及艾灰脱落烧坏衣物、被褥等。

10. 火龙灸结束,移去器具和桑皮纸,撤去防火毯,清理药泥。用纱布清洁局部皮肤,观察病人皮肤情况。协助病人穿衣,取舒适卧位。

11. 酌情开窗通风,注意保暖,避免吹对流风。

(七) 疗程

首次疗程应避免过长时间操作,且操作时手法需轻柔熟练。如病人无不适,症状仍未消退,每周可以进行 1 次火龙灸,4 次为 1 个疗程,直至病症自然痊愈。

(八) 用物处理原则

火龙灸治疗结束后,必须将燃着的艾绒熄灭,以防复燃事故发生。火龙灸器具应一人一用一消毒,使用后清洗消毒晾干。

(朱　慧　石苗青)

附录一：火龙灸技术操作流程图

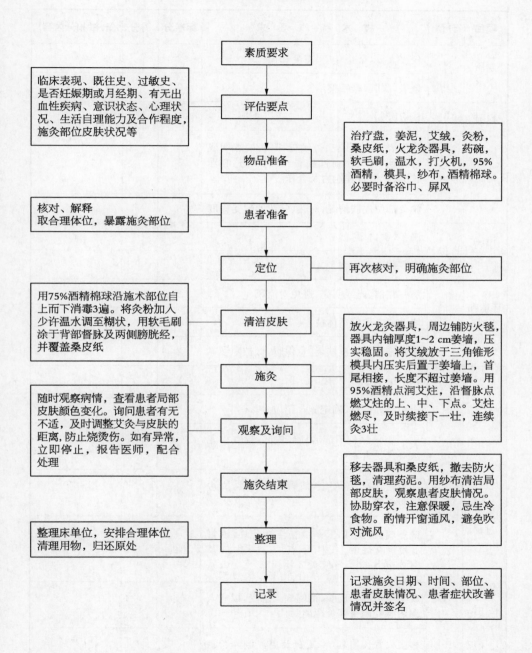

临床表现、既往史、过敏史、是否妊娠期或月经期、有无出血性疾病、意识状态、心理状况、生活自理能力及合作程度，施灸部位皮肤状况等

素质要求

评估要点

物品准备 —— 治疗盘，姜泥，艾绒，灸粉，桑皮纸，火龙灸器具，药碗，软毛刷，温水，打火机，95%酒精，模具，纱布，酒精棉球。必要时备浴巾、屏风

核对、解释
取合理体位，暴露施灸部位

患者准备

定位 —— 再次核对，明确施灸部位

用75%酒精棉球沿施术部位自上而下消毒3遍。将灸粉加入少许温水调至糊状，用软毛刷涂于背部督脉及两侧膀胱经，并覆盖桑皮纸

清洁皮肤

施灸 —— 放火龙灸器具，周边铺防火毯，器具内铺厚度1~2 cm姜墙，压实稳固。将艾绒放于三角锥形模具内压实后置于姜墙上，首尾相接，长度不超过姜墙。用95%酒精点润艾炷，沿督脉点燃艾炷的上、中、下点。艾炷燃尽，及时续接下一壮，连续灸3壮

随时观察病情，查看患者局部皮肤颜色变化。询问患者有无不适，及时调整艾灸与皮肤的距离，防止烧烫伤。如有异常，立即停止，报告医师，配合处理

观察及询问

施灸结束 —— 移去器具和桑皮纸，撤去防火毯，清理药泥。用纱布清洁局部皮肤，观察患者皮肤情况。协助穿衣，注意保暖，忌生冷食物。酌情开窗通风，避免吹对流风

整理床单位，安排合理体位清理用物，归还原处

整理

记录 —— 记录施灸日期、时间、部位、患者皮肤情况、患者症状改善情况并签名

附录二：火龙灸技术操作考核评分标准

项目	分值	技 术 操 作 要 求	标准分	得分	备注(扣分内容)
素质要求	4	仪表大方,举止端庄、态度和蔼	2		
		戴表,服装、鞋帽整洁	2		
核对	4	核对医嘱	4		
评估	6	临床表现、既往史、过敏史、是否妊娠期或月经期、有无出血性疾病、意识状态、心理状况、生活自理能力及合作程度	3		
		施灸部位皮肤情况,对热、气味的耐受程度	3		
用物准备	6	洗手,戴口罩	3		
		备齐并检查用物	3		
环境和病人准备	6	病室整洁、光线明亮,避免对流风	2		
		协助病人取舒适体位	2		
		暴露施灸部位皮肤,注意保暖,保护隐私	2		
操作过程	52	核对医嘱	2		
		查对病人信息、确定施灸部位	4		
		用75%酒精棉球清洁局部皮肤,检查火龙灸器具是否完好	4		
		涂灸粉,覆盖桑皮纸,放火龙灸器具,周边铺防火毯	8		
		铺姜墙,置艾绒,95%酒精点润艾炷,沿督脉点燃艾炷的上、中、下点。艾炷燃尽,及时续接下一壮,连续灸3壮	12		
		观察施灸部位皮肤,询问病人感受,以病人温热感受调整施灸距离	4		
		移去火龙灸器具,将艾灰及姜泥倒入弯盘内,彻底熄灭。擦净灸粉,清洁局部皮肤	4		

（续表）

项目	分值	技　术　操　作　要　求	标准分	得分	备注（扣分内容）
操作过程	52	协助病人取舒适体位，整理床单位	4		
		观察病人局部皮肤，询问病人感受	4		
		告知相关注意事项，酌情开窗通风	4		
		洗手，再次核对	2		
操作后处置	6	用物按《医疗机构消毒技术规范》处理	2		
		洗手	2		
		记录	2		
评价	6	流程合理、技术熟练、局部皮肤无损伤、询问病人感受	6		
理论提问	10	火龙灸的适用范围	10		
		火龙灸的注意事项			
本人已知晓扣分原因及正确操作步骤 签名：			得分：		

第三章

刮痧及耳穴贴压类技术

第一节 刮 痧

（一）定义

刮痧技术是在中医经络腧穴理论指导下，应用边缘钝滑的器具，如牛角类、砭石类等刮板或匙，蘸上刮痧油、水或润滑剂等介质，在体表特定腧穴反复刮动，使皮肤出现片状或点片状瘀血（或出血）的刺激反应（即痧痕），可以疏通经络、调节脏腑、恢复生理状态、扶正祛邪、排泄病毒、退热解惊、开窍醒神、防治疾病的一种中医外治技术。

（二）常用穴位

1. 头痛：风池、风门、大椎等穴。
2. 高热：风池、风门、大椎、背部督脉及膀胱经等穴。
3. 腰腿痛：阳陵泉、阿是穴等穴。
4. 肩颈痛：肩井、大椎等穴。
5. 咳嗽咳痰：太渊、鱼际、少商等穴。

（三）适应证

刮痧技术适用于外感性疾病所致的不适，如高热、头痛、咳嗽、咳痰等症状；各类骨关节病引起的疼痛，如腰腿痛、肩关节疼痛等症状；卒中、眩晕疾病所致的不适，如头痛、肩颈痛等症状。

（四）禁忌证

1. 操作前应了解病情，特别注意患下列疾病者不宜进行刮痧。如破伤风、狂犬病、精神失常及精神病发作期、恶性肿瘤中晚期、严重心血管疾病、肝肾功能不全、有出血倾向疾病、极度虚弱，有皮肤疖肿包块、皮肤过敏者，不宜进行刮痧。
2. 空腹及饱食后不宜立即进行刮痧术。
3. 皮肤出现肿胀破溃者及急性扭挫伤不宜进行刮痧术。

4. 刮痧不能予以配合者,如醉酒、抽搐者不宜进行刮痧术。

5. 孕妇的腹部、腰骶部不宜进行刮痧术。

6. 刮痧过程中若出现头晕、目眩、心慌、出冷汗、面色苍白、恶心欲吐,甚至神昏仆倒等晕刮现象,应立即停止刮痧,取平卧位,立刻通知医生,配合处理。

(五) 操作前准备工作

1. 评估

(1) 病室环境,室温适宜。

(2) 主要症状、既往史,是否有出血性疾病、妊娠期或月经期。

(3) 体质及对疼痛的耐受程度,消除顾虑与恐惧,树立治疗信心。

(4) 查看刮痧部位皮肤情况。

2. 告知

(1) 刮痧部位的皮肤有轻微疼痛、灼热感。

(2) 刮痧的作用、简单的操作方法及会出现的局部感觉。

(3) 刮痧部位出现红紫色痧点或瘀斑为正常表现,数日即可消除。

(4) 刮痧结束后可饮用一杯温水,不宜立即食用生冷食物,刮痧后 30 min 内不宜洗冷水澡。

(5) 冬季应避免感受风寒,夏季避免风扇、空调直吹刮痧部位。

3. 用物准备:治疗盘,介质(可选取刮痧油、清水、润肤乳等),刮痧板(牛角类、砭石类等刮痧板或匙),毛巾,卷纸。必要时备浴巾、屏风等物。

(六) 操作步骤

1. 核对医嘱,评估病人情况。遵照医嘱确定刮痧部位,嘱病人排空二便,做好解释。

2. 检查刮具边缘是否完好无损。将所需物品准备充分,携至床旁。

3. 协助病人取合理体位,暴露刮痧部位,注意保护隐私及保暖。

4. 用刮痧板蘸取适量介质均匀涂抹于刮痧部位。

5. 单手握板,将刮痧板放置掌心,用拇指和食(示)指、中指夹住刮痧板,无名指小指紧贴刮痧板边角,从三方向稳稳固定刮痧板。操作时依据指力与腕力调节刮痧板与肌肤的接触角度,保持大约45°,依靠肘关节作为中心点,让前臂有节奏地进行移动。

6. 如涉及全身多个腧穴,刮痧顺序一般遵循先头面后手足、先腰背后胸腹、先上肢后下肢、先内侧后外侧逐步按顺序刮痧。

7. 刮痧时用力要均匀,由轻到重,以病人能耐受为度,单一方向,不要来回刮。一般刮至皮肤出现红紫为度,或出现粟粒状、丘疹样斑点,或条索状斑块等形态变化,并伴有局部热感或轻微疼痛。对一些不易出痧或出痧较小的病人,不可强求出痧。每个部位一般刮 20～30 次,局部刮痧一般 5～10 min。

8. 观察病情及局部肤色的转变,向病人了解是否感到任何舒适度差异,适时调整操作强度。

9. 刮痧完毕,对局部皮肤进行清洁卫生处理,协助病人穿衣,选择舒适体位,并整理床单位。

(七) 疗程

首次疗程应避免过长时间操作,且操作时手法力度需轻柔。通过一次治疗得到痊愈,则可停止进一步治疗。如症状仍未消退,第 2 次应间隔 5～7 d 或患处无痛感时再实施,直到患处清平无斑块,病症自然痊愈。

(八) 用物处理原则

采用刮痧工具时,须遵循一人一用、彻底洗净及消毒的原则。并提倡具备条件的医疗单位将刮痧工具提交至消毒供应中心进行统一处理,优先考虑运用机械清洗和高温湿热的消毒方式。

(朱　慧　丁　雁)

附录一：刮痧技术操作流程图

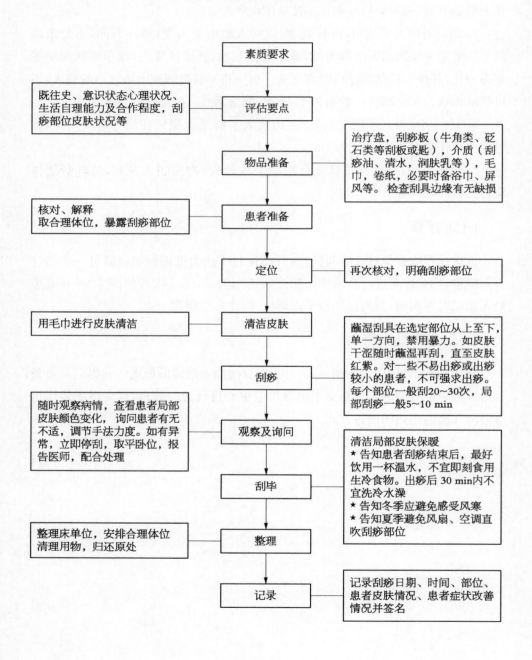

素质要求

既往史、意识状态心理状况、生活自理能力及合作程度，刮痧部位皮肤状况等 —— 评估要点

物品准备 —— 治疗盘，刮痧板（牛角类、砭石类等刮板或匙），介质（刮痧油、清水，润肤乳等），毛巾，卷纸，必要时备浴巾、屏风等。检查刮具边缘有无缺损

核对、解释 取合理体位，暴露刮痧部位 —— 患者准备

定位 —— 再次核对，明确刮痧部位

用毛巾进行皮肤清洁 —— 清洁皮肤

刮痧 —— 蘸湿刮具在选定部位从上至下，单一方向，禁用暴力。如皮肤干涩随时蘸湿再刮，直至皮肤红紫。对一些不易出痧或出痧较小的患者，不可强求出痧。每个部位一般刮20~30次，局部刮痧一般5~10 min

随时观察病情，查看患者局部皮肤颜色变化，询问患者有无不适，调节手法力度。如有异常，立即停刮，取平卧位，报告医师，配合处理 —— 观察及询问

刮毕 —— 清洁局部皮肤保暖
★告知患者刮痧结束后，最好饮用一杯温水，不宜即刻食用生冷食物。出痧后 30 min内不宜洗冷水澡
★告知冬季应避免感受风寒
★告知夏季避免风扇、空调直吹刮痧部位

整理床单位，安排合理体位清理用物，归还原处 —— 整理

记录 —— 记录刮痧日期、时间、部位、患者皮肤情况、患者症状改善情况并签名

附录二：刮痧技术操作考核评分标准

项目	分值	技 术 操 作 要 求	标准分	得分	备注(扣分内容)
素质要求	4	仪表大方,举止端庄、态度和蔼	2		
		戴表,服装、鞋帽整洁	2		
核对	4	核对医嘱	4		
评估	6	既往史、意识状态心理状况、生活自理能力及合作程度	3		
		刮痧部位皮肤状况、对疼痛的耐受程度	3		
用物准备	6	洗手,戴口罩	3		
		备齐并检查用物	3		
环境和病人准备	8	病室整洁、保护隐私、注意保暖、避免对流风	4		
		核对解释,协助病人取舒适体位,暴露刮痧部位	4		
操作过程	50	核对医嘱,清洁皮肤	5		
		刮痧板蘸取适量介质涂抹于刮痧部位	3		
		拇指、食指和中指夹住刮板,无名指、小指紧贴刮板边角,从三个角度固定,刮板与皮肤之间夹角约为45°	5		
		刮痧顺序:先头面后手足,先腰背后胸腹,先上肢后下肢,先内侧后外侧	5		
		用力均匀,由轻到重,以病人能耐受为度,单一方向,不要来回刮	5		
		观察皮肤出痧情况,询问病人感受,调节手法力度	5		
		每部位刮20～30次,局部刮痧5～10 min,至局部出现红紫色痧点或瘀斑,不可强求出痧	8		

（续表）

项目	分值	技 术 操 作 要 求	标准分	得分	备注（扣分内容）
操作过程	50	告知相关注意事项	6		
		清洁皮肤	2		
		协助病人取舒适体位，整理床单位	3		
		洗手、再次核对	3		
操作后处置	6	用物按《医疗机构消毒技术规范》处理	2		
		洗手	2		
		记录	2		
评价	6	流程合理、技术熟练、局部皮肤无损伤、询问病人感受	6		
理论提问	10	刮痧的禁忌证	10		
		刮痧的临床应用			
本人已知晓扣分原因及正确操作步骤 签名：			得分：		

第二节 耳穴贴压

(一) 定义

耳穴贴压技术是采用王不留行子、莱菔子或磁疗珠等丸状物贴压于耳廓上的穴位或反应点，通过其疏通经络，调整脏腑气血功能，促进人体的阴阳平衡，从而防治疾病、改善症状的一种操作方法，属于耳针技术范畴。

(二) 常用耳穴或反应点

1. 焦虑、失眠、心烦易怒：心、枕、神门、耳中、肝、失眠穴等穴。

2. 腹胀、便秘：大肠、皮质下、直肠、肝、胆囊、胃、交感、便秘点、内分泌、脾等穴。

3. 头痛、眩晕：内分泌、皮质下、神门、肝、肾、降压沟等。

4. 腹泻：小肠、大肠、胃、脾等穴。

5. 各类疾病引起的疼痛及术后止痛：神门、皮质下、内分泌、交感、耳中、三焦、子宫、肛门、直肠、阑尾、胆囊、脾、肝、胸、乳腺、大肠等穴。

6. 咳嗽咳痰、喘息气短：神门、肺、心、大肠、皮质下等穴。

7. 纳呆、恶心呕吐：脾、胃、大肠、胆囊、交感、神门等穴。

8. 糖尿病：三焦、内分泌、皮质下、脾、胰等穴。

9. 屈光不正：肝、心、肾、眼、屏间尖等穴。

10. 耳鸣耳痛：肾、内耳、外耳、内分泌、交感、枕等穴。

11. 带状疱疹：肺、内分泌、肾上腺、交感、肝等穴。

12. 肥胖：饥点、渴点、脾、胃等穴。

13. 疮周痒痛：神门、耳中、三焦穴。

14. 发热：胸、耳尖、内分泌、肝、神门穴。

15. 肢体麻木、乏力、肿胀、半身不遂：心、肺、肝、胸、肾上腺、内分泌、肝、神门穴、降压沟。

16. 血便：肾上腺、肝、皮质下、神门穴。

17. 黄疸：脾、肝、胆囊穴。

18. 喘促哮喘：肺、气管、神门、交感、皮质下、心、胸、肾上腺穴。

19. 胸闷、胸痛、心悸气短：心、神门、内分泌、胸、小肠、皮质下、交感、肺、脾、气管、枕、肾穴。

20. 便溏：大肠、小肠、胃、脾、交感、神门穴。

21. 言语謇涩、口角歪斜：面颊、口、眼、皮质下等穴。

22. 腹痛：大肠、小肠、脾、胃、神门、交感、腹、内分泌等穴。

23. 胃脘疼痛、胀满、胃灼热、嗳气、泛酸、嘈杂：脾、胃、交感、神门、肝胆、内分泌等穴。

24. 腰酸膝软、腰腹胀痛：腰、肾、神门穴。

25. 水肿：脾、肾、内分泌等穴。

26. 头胀：心、脑干、神门等穴。

27. 尿路刺激征：神门、肾、膀胱、输尿管等穴。

（三）适应证

耳穴贴压技术适用于减轻各种疾病及术后所致的疼痛、失眠、焦虑、眩晕、便秘、纳呆、嗳气、发热、腹泻、咳嗽、咳痰、恶心、呕吐、肿胀、糖尿病、黏液血便、屈光不正、带状疱疹、疮周痒痛、心烦易怒、肥胖、耳鸣耳聋、近视、远视、鼻炎、咽炎、多汗、月经不调、消化不良、肩周炎等。

（四）禁忌证

1. 病人耳廓局部有炎症、冻疮或表面皮肤有溃破者，有习惯性流产史的孕妇等，不宜施行。

2. 严重的心脏病、重度贫血和妊娠期间慎用。

3. 过度疲劳、饥饿、精神高度紧张、年老体弱者，避免强刺激。

（五）操作前准备工作

1. 评估

（1）病室环境温湿度适宜。

（2）主要症状、既往史，是否妊娠。

（3）有无对胶布、药物等过敏情况。

（4）耳部皮肤情况。

2. 告知

（1）耳穴贴压的局部感觉为热、麻、胀、痛，如有不适及时通知护士。

（2）每日自行按压 3～5 次，每次每穴 1～2 min。

（3）耳穴贴压脱落后，应通知护士。

3. 用物准备：治疗盘，王不留行子等丸状物或磁疗珠，75％酒精，棉签，探棒，止血钳或镊子，弯盘，污物碗。必要时可备耳穴模型。

（六）操作步骤

1. 核对医嘱，评估病人，做好解释。

2. 备齐用物，携至床边。

3. 协助病人取合理、舒适体位。

4. 遵照医嘱，探查耳穴敏感点，确定贴压部位。

5. 用 75％酒精棉签自上而下，由内到外，从前到后消毒耳部皮肤。

6. 选用质硬而光滑的王不留行子等丸状物或磁疗珠，用止血钳或镊子夹住，贴敷于选好耳穴的部位上。

7. 贴压部位给予适当按压（揉）。观察病人局部皮肤，询问有无不适感。

8. 常用按压手法

（1）对压法：用食（示）指和拇指的指腹置于病人耳廓的正面和背面，相对按压，至出现热、麻、胀、痛等感觉。食指和拇指可边压边左右移动，或做圆形移动。一旦找到敏感点，则持续对压 20～30 s，对内脏痉挛性疼痛、躯体疼痛有较好的镇痛作用。

（2）直压法：用指尖垂直按压耳穴，至病人产生胀痛感。持续按压 20～30 s，间隔少许，重复按压，每次按压 3～5 min。

（3）点压法：用指尖一压一松地按压耳穴，每次间隔 0.5 s。本法以病人感到胀而略沉重刺痛为宜，用力不宜过重。一般每次每穴可按压 27 下，具体可视病情而定。

9. 操作完毕，再次核对医嘱，告知病人注意事项。安排舒适体位，整理床单位。

10. 整理用物，做好相关护理记录。

(七) 疗程

首次疗程应避免过长时间留置,每次选择一侧耳穴,双侧耳穴轮流使用。
3~7 d 为 1 个疗程。

(八) 用物处理原则

采用耳穴贴压工具时,须遵循一人一用、彻底洗净及消毒的原则。提倡具备
条件的医疗单位将贴压工具提交至消毒供应中心进行统一处理,优先考虑运用
机械清洗和高温湿热的消毒方式。使用的棉签应一人一用一丢弃,一次性使用。

(朱 慧 丁 雁)

附录一：耳穴贴压技术操作流程图

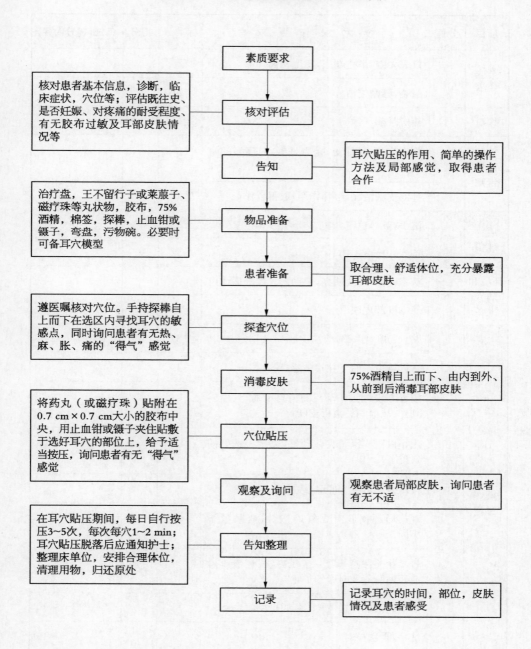

素质要求

核对患者基本信息，诊断，临床症状，穴位等；评估既往史、是否妊娠、对疼痛的耐受程度、有无胶布过敏及耳部皮肤情况等 —— 核对评估

告知 —— 耳穴贴压的作用、简单的操作方法及局部感觉，取得患者合作

治疗盘，王不留行子或莱菔子、磁疗珠等丸状物，胶布，75%酒精，棉签，探棒，止血钳或镊子，弯盘，污物碗。必要时可备耳穴模型 —— 物品准备

患者准备 —— 取合理、舒适体位，充分暴露耳部皮肤

遵医嘱核对穴位。手持探棒自上而下在选区内寻找耳穴的敏感点，同时询问患者有无热、麻、胀、痛的"得气"感觉 —— 探查穴位

消毒皮肤 —— 75%酒精自上而下、由内到外、从前到后消毒耳部皮肤

将药丸（或磁疗珠）贴附在0.7 cm×0.7 cm大小的胶布中央，用止血钳或镊子夹住贴敷于选好耳穴的部位上，给予适当按压，询问患者有无"得气"感觉 —— 穴位贴压

观察及询问 —— 观察患者局部皮肤，询问患者有无不适

在耳穴贴压期间，每日自行按压3~5次，每次每穴1~2 min；耳穴贴压脱落后应通知护士；整理床单位，安排合理体位，清理用物，归还原处 —— 告知整理

记录 —— 记录耳穴的时间，部位，皮肤情况及患者感受

附录二：耳穴贴压技术操作考核评分标准

项目	分值	技 术 操 作 要 求	标准分	得分	备注(扣分内容)
素质要求	4	仪表大方,举止端庄,态度和蔼	2		
		服装,鞋帽整洁	2		
核对	4	核对医嘱	4		
评估告知	6	临床症状,既往史,是否妊娠,对疼痛的耐受程度	3		
		耳部皮肤情况,解释作用,取得合作	3		
用物准备	6	洗手,戴口罩	3		
		备齐并检查用物	3		
环境和病人准备	8	病室整洁,光线明亮,协助病人取舒适体位	4		
		暴露耳部皮肤	4		
操作过程	50	贴豆:核对医嘱,清洁皮肤	3		
		持探棒由上而下寻找敏感点	4		
		消毒方法:使用75％酒精自上而下、由内到外、从前到后消毒皮肤,待干	5		
		用止血钳或镊子夹住药贴,贴敷于选好的穴位上	5		
		按压力度适宜,询问病人感受	5		
		观察局部皮肤有无红肿、过敏或贴敷不牢固	5		
		告知相关注意事项:按压方法、疼痛难忍或药贴脱落及时通知护士	8		
		协助病人取舒适体位,整理床单位	6		
		洗手,再次核对	2		
		取豆:用止血钳或镊子夹住胶布一角取下	3		

（续表）

项目	分值	技 术 操 作 要 求	标准分	得分	备注(扣分内容)
操作过程	50	观察、清洁皮肤	2		
		洗手,再次核对	2		
操作后处置	6	用物按《医疗机构消毒技术规范》处理	2		
		洗手	2		
		记录	2		
评价	6	流程合理、技术熟练、局部皮肤无损伤、询问病人感受	6		
理论提问	10	耳穴贴压的禁忌证	10		
		耳穴贴压的注意事项			
本人已知晓扣分原因及正确操作步骤 签名:			得分:		

第四章

敷熨熏浴类技术

第一节 穴位敷贴

(一) 定义

穴位敷贴技术是利用药物敷贴特定的穴位，刺激穴位，从而起到药效、穴效的双重作用，达到治病的目的。

(二) 常用穴位

1. 腹痛、腹胀、腹泻、便秘、恶心呕吐、纳呆：神阙、足三里、脾俞、胃俞、中脘、肝俞、胆俞、上巨虚、天枢等穴。

2. 咳喘及慢性咽炎治未病：定喘、膏肓、天枢、大椎、天突、肺俞、心俞、膈俞等穴。

3. 宫寒、月经不调：神阙、子宫、带脉等穴。

4. 促进术后肠蠕动、术后肿胀疼痛及利尿：中脘、神阙等穴。

5. 肾内科通便降肌酐以排毒降浊：神阙、肾俞等穴。

6. 颈腰椎痛、关节痛：阿是穴。

7. 胸闷、胸痛：心俞、膈俞、脾俞、肾俞、膻中、内关等穴。

8. 心悸气短：关元、气海、膻中、足三里、太溪等穴位。

9. 眩晕头痛等：两侧太阳穴、双足涌泉穴、阳陵泉、曲池等穴。

10. 尿路刺激征：气海、关元、中极等穴。

11. 胃脘痛/脘腹胀满痛：中脘、神阙、关元、脾俞、胃俞、足三里、气海、天枢等穴。

12. 嗳气、泛酸：足三里、天突、中脘、内关、天枢、膈俞等穴。

13. 肢体麻木、乏力：上肢取肩髃、曲池、合谷，下肢取足三里、三阴交等穴。

14. 半身不遂：足三里、三阴交、血海等穴。

15. 痰多息促：肺俞、膏肓、定喘、天突等穴。

(三) 适应证

穴位敷贴技术适用于消化系统疾病引起的腹胀、腹痛、腹泻、便秘、恶心呕吐、纳呆；呼吸系统疾病引起的咳喘等症状、心血管疾病及慢性咽炎治未病；妇科宫寒、月经不调；促进术后肠蠕动，减轻术后肿胀、疼痛及术后利尿；肾内科通便降肌酐以排毒降浊；颈腰椎痛、关节痛。

（四）禁忌证

1. 贴敷部位皮肤有创伤、溃疡、感染或有较严重的皮肤病者，应禁止贴敷。

2. 颜面五官部位慎用贴敷，不宜用刺激性太强的药物进行发疱。避免发疱遗留瘢痕，影响容貌或活动功能。

3. 孕妇腹部、腰骶部以及某些可促进子宫收缩的穴位，如合谷、三阴交等，应禁止贴敷。有些药物如麝香等孕妇禁用，以免引起流产。

4. 有糖尿病、血液病、发热、严重心肝肾功能障碍者慎用。

5. 有艾滋病、结核病或其他传染病者慎用。

（五）操作前准备工作

1. 评估

（1）病室环境，温度适宜。

（2）主要症状、既往史、药物及敷料过敏史，是否妊娠。

（3）敷药部位的皮肤情况。

（4）对疼痛的耐受程度及合作程度。

2. 告知

（1）出现皮肤微红为正常现象，若出现皮肤瘙痒、丘疹、水疱等异常情况，应立即告知护士。

（2）穴位敷贴时间一般为 4～6 h。可根据病情、年龄、药物、季节调整时间，小儿酌减。

（3）敷料脱落或移位应及时告知护士。

（4）局部贴药后可出现药物颜色、油渍等会污染衣物。

3. 用物准备：治疗盘，纱布，棉纸，胶布，无菌贴膜，遵医嘱开具或配制的药物，压舌板，0.9％生理盐水棉球。必要时备屏风、毛毯等物。

（六）操作步骤

1. 核对医嘱，评估病人，做好解释，注意保暖。

2. 将所需物品准备充分,携至床旁。根据敷药部位,协助病人取适宜的体位,充分暴露敷贴穴位处,必要时用屏风遮挡病人隐私。

3. 更换敷料,以 0.9% 生理盐水或温水擦洗皮肤上的药渍,观察创面情况及敷药效果。贴敷部位皮肤应完整,洁净。

4. 根据敷药面积,取大小合适的棉纸或纱布,用压舌板将所需药物均匀地涂抹于棉纸上或纱布上(或取事先制作好的药丸敷贴于穴位上)。涂抹药物厚薄适中,以胶布或无菌贴膜固定,松紧适宜。

5. 观察病人局部皮肤情况,询问有无不适感。

6. 敷贴完毕,协助病人穿衣,取舒适体位,并整理床单位。

(七) 疗程

1～2 次/d,3～10 d 为 1 个疗程。

(八) 用物处理原则

使用过的胶布、纱布等物,需遵循一人一用一丢弃,不可重复使用。

(朱　慧　卫晓霞)

附录一：穴位敷贴技术操作流程图

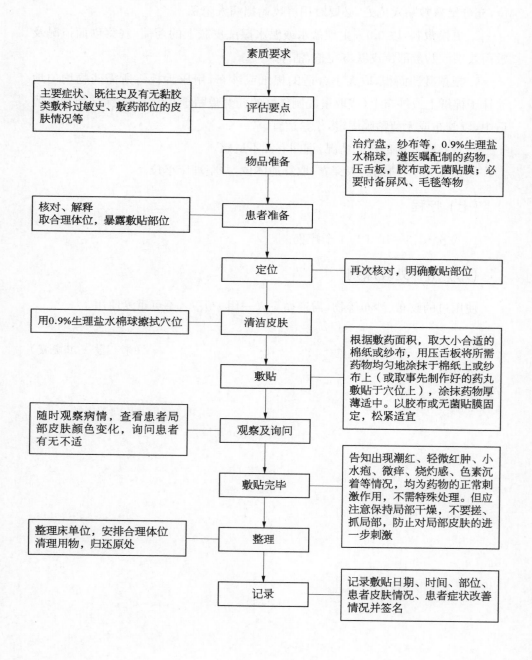

附录二：穴位敷贴技术操作考核评分标准

项 目		分值	技 术 操 作 要 求	标准分	得分	备注(扣分内容)
素质要求		4	仪表大方，举止端庄、态度和蔼	2		
			戴表，服装、鞋帽整洁	2		
核对		4	核对医嘱	4		
评估		6	既往史、意识状态、心理状况、生活自理能力及合作程度	3		
			敷贴部位皮肤状况、对疼痛的耐受程度	3		
用物准备		6	洗手，戴口罩	3		
			备齐并检查用物	3		
环境和病人准备		8	病室整洁、保护隐私、注意保暖、避免对流风	4		
			核对解释，协助病人取舒适体位，暴露敷贴部位	4		
操作过程	敷药	42	核对医嘱	2		
			清洁局部皮肤，观察局部皮肤情况	4		
			根据敷药面积，取大小合适的棉纸或薄胶纸，将所需药物均匀地平摊于棉纸或薄胶纸上，厚薄适中	12		
			将药物敷贴于穴位或患处，避免药物溢出污染衣物	10		
			使用敷料或棉垫覆盖，固定牢固	4		
			询问病人有无不适	2		
			告知注意事项	2		
			协助病人取舒适体位，整理床单位	4		
			洗手，再次核对	2		

（续表）

项　目		分值	技 术 操 作 要 求	标准分	得分	备注(扣分内容)
操作过程	取药	8	取下敷药,清洁皮肤	4		
			观察局部皮肤,询问病人有无不适	2		
			洗手,再次核对	2		
操作后处置		6	用物按《医疗机构消毒技术规范》处理	2		
			洗手	2		
			记录	2		
评价		6	流程合理、技术熟练、局部皮肤无损伤、询问病人感受	6		
理论提问		10	穴位敷贴的适用范围	10		
			穴位敷贴的注意事项			
本人已知晓扣分原因及正确操作步骤 签名:				得分:		

第二节 中药泡洗

（一）定义

中药泡洗技术是利用泡洗时药液的温热之力及药物本身的功效，浸洗全身或局部皮肤，起到活血、消肿、止痛、祛瘀生新等作用的一种操作方法。

（二）常用部位

1. 外感发热：全身。
2. 失眠：双足，双小腿。
3. 便秘：双足，双小腿。
4. 半身不遂：患肢。
5. 胃寒疼痛：双足，双小腿。
6. 头晕：双足，双小腿。
7. 胸闷痛：双足，双小腿。
8. 咳嗽、咳痰、气促：双足，双小腿。
9. 尿路感染：会阴部，双足，双小腿。
10. 降压：双足，双小腿。
11. 手足不暖、宫寒：全身，双足，双小腿。
12. 糖尿病足：患肢。

（三）适应证

适用于便秘、发热、肢体麻木乏力疼痛、胃寒疼痛、头晕、胸闷痛、咳嗽咳痰气促、尿路感染、降压、手足不暖、宫寒、糖尿病足等症状；适用于焦虑、紧张、失眠等症状，用于术前助眠。

（四）禁忌证

1. 急性传染病、心肺功能障碍、出血性疾病病人等，均忌用全身泡洗。

2. 危重外科疾病、患处有伤口、严重化脓感染性疾病、需要进行抢救者及有严重骨性病变(如骨结核等)者忌用。

3. 饱餐、空腹以及过度疲劳时,饭前饭后半小时内,均不宜进行。

4. 妊娠期禁止使用,因为血液的再分配有可能导致胎儿供血不足而流产。

(五) 操作前准备工作

1. 评估

(1) 病室环境,温度适宜。

(2) 主要症状、既往史、过敏史、妊娠期或月经期。

(3) 体质、对温度的耐受程度。

(4) 泡洗部位皮肤情况。

2. 告知

(1) 空腹及餐后 30 min 内不宜进行全身泡浴,泡洗前应排空大小便。

(2) 全身泡洗时水位应在膈肌以下,局部泡洗(足部)时水位应在脚踝处。以微微汗出为宜,如出现心慌等不适症状,及时告知护士。

(3) 中药泡洗时间 30 min 为宜。

(4) 泡洗过程中,应饮用温开水 300~500 mL。小儿及老年人酌减,有严重心肺及肝肾疾病病人饮水不宜超过 150 mL。

3. 用物准备　药液及泡洗装置,一次性药浴袋,水温计,毛巾,一次性手套,治疗巾等物。

(六) 操作步骤

1. 医务人员应衣帽整洁,操作前后做好手卫生。

2. 核对医嘱,评估病人,调节室内温度。嘱病人排空二便,做好解释工作。

3. 将所需物品准备充分,携至床旁。根据泡洗的部位,协助病人取合理体位,注意保护隐私及保暖。

4. 将一次性药浴袋套入泡洗装置内。

5. 常用泡洗法

(1) 全身泡洗技术:将药液注入泡洗装置内,药液温度保持 40℃左右,水位在病人膈肌以下,全身浸泡 30 min。

(2) 局部泡洗技术:将 40℃左右的药液注入盛药容器内(或根据泡洗部位

准备药量),将浸洗部位浸泡于药液中,浸泡 30 min。

6. 观察病人的反应,若感到不适,应立即停止,协助病人卧床休息。

7. 操作完毕,清洁局部皮肤,协助着衣,安置舒适体位。

(七) 疗程

1 次/d,3～7 d 为 1 个疗程。

(八) 用物处理原则

1. 泡洗液、一次性塑料袋及泡洗容器应一人一用一更换一消毒,不可重复使用。

2. 泡洗容器污染后用含有效氯 500 mg/L 的消毒剂浸泡,刷洗药浴容器。

3. 消毒后的药浴容器应清洗后干燥保存。

4. 遵循所有物品需彻底洗净及消毒的原则。

(朱 慧 卫晓霞)

附录一：中药泡洗技术操作流程图

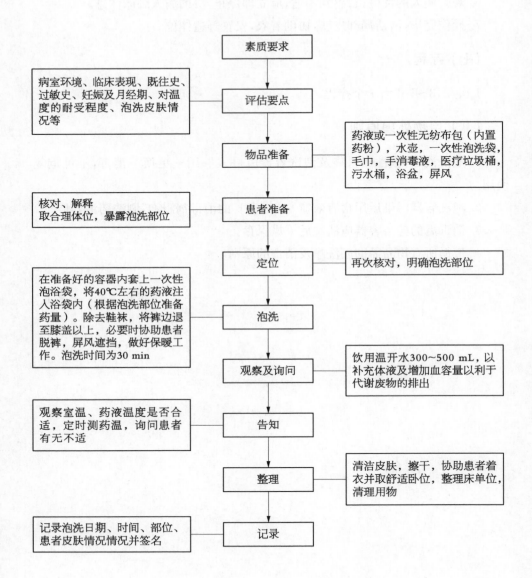

素质要求

病室环境、临床表现、既往史、过敏史、妊娠及月经期、对温度的耐受程度、泡洗皮肤情况等 → 评估要点

物品准备 → 药液或一次性无纺布包（内置药粉），水壶，一次性泡洗袋，毛巾，手消毒液，医疗垃圾桶，污水桶，浴盆，屏风

核对、解释
取合理体位，暴露泡洗部位 → 患者准备

定位 → 再次核对，明确泡洗部位

在准备好的容器内套上一次性泡浴袋，将40℃左右的药液注入浴袋内（根据泡洗部位准备药量）。除去鞋袜，将裤边退至膝盖以上，必要时协助患者脱裤，屏风遮挡，做好保暖工作。泡洗时间为30 min → 泡洗

观察及询问 → 饮用温开水300~500 mL，以补充体液及增加血容量以利于代谢废物的排出

观察室温、药液温度是否合适，定时测药温，询问患者有无不适 → 告知

整理 → 清洁皮肤，擦干，协助患者着衣并取舒适卧位，整理床单位，清理用物

记录泡洗日期、时间、部位、患者皮肤情况情况并签名 → 记录

附录二：中药泡洗技术操作考核评分标准

项　目	分值	技 术 操 作 要 求	标准分	得分	备注(扣分内容)
素质要求	4	仪表大方,举止端庄、态度和蔼	2		
		戴表,服装、鞋帽整洁	2		
核对	4	核对医嘱	4		
评估	6	临床症状、既往史、过敏史、是否妊娠及月经期	3		
		泡洗部位皮肤情况、对温度的耐受程度	3		
用物准备	4	洗手,戴口罩	2		
		备齐并检查用物	2		
环境和病人准备	9	病室整洁、调节室内温度,关闭门窗	3		
		协助病人取舒适体位	3		
		暴露泡洗部位皮肤,保暖,注意保护隐私	3		
操作过程	泡洗 22	核对医嘱	2		
		测量药液温度,在40℃左右	6		
		根据泡洗部位选择合适药液量：全身泡洗水位在膈肌以下、局部泡洗浸过患部	10		
		遵医嘱确定泡洗时间,一般30 min	4		
	观察 22	定时测量药液温度、询问病人感受	4		
		室温适宜	4		
		观察病人全身情况：面色、呼吸、汗出及局部皮肤情况	8		
		询问病人有无不适,体位舒适度	4		
		告知相关注意事项	2		

（续表）

项　目	分值	技　术　操　作　要　求	标准分	得分	备注(扣分内容)
操作后处置	13	清洁并擦干皮肤	2		
		协助病人着衣,取舒适体位,整理床单位	3		
		洗手,再次核对	2		
		用物按《医疗机构消毒技术规范》处理	2		
		洗手	2		
		记录	2		
评价	6	流程合理、技术熟练、局部皮肤无损伤、询问病人感受	6		
理论提问	10	中药泡洗的作用	10		
		中药泡洗的注意事项			
本人已知晓扣分原因及正确操作步骤 签名:			得分:		

第三节 中药涂药

(一) 定义

中药涂药技术是将中药膏剂,涂抹于患处或纱布外敷于患处,可以通经活络、祛风除湿、解毒消肿、止痒镇痛的一种操作方法。

(二) 常用部位

1. 疖痈、静脉炎、丹毒、痔疮突出肿胀等:涂抹于患处。

2. 跌打损伤、局部皮肤瘀血瘀紫肿胀:涂抹于患处。

3. 关节肿痛、风湿痛、骨关节疾病:涂抹于患处。

4. 丹毒、痛风所致红肿热痛:涂抹于患处。

5. 急性淋巴结炎:涂抹于患处。

(三) 适应证

中药涂药技术适用于跌打损伤、烫伤、烧伤、疖痈、静脉炎、痛风、局部皮肤黏膜、关节肿胀及疼痛、急性淋巴结炎等。

(四) 禁忌证

1. 婴幼儿的颜面部、过敏体质的病人及妊娠期慎用。

2. 脓血腐物较多者,皮肤或有湿疹、顽癣者,不宜使用油膏敷贴。

3. 癌症并发有皮肤过敏或皮肤破损者不宜使用。

(五) 操作前准备工作

1. 评估

(1) 病室环境,温度适宜。

(2) 主要症状、既往史、过敏史、妊娠期。

(3) 对疼痛的耐受程度。

（4）涂药部位的皮肤情况。

2. 告知

（1）涂药后如出现痛、痒、胀等不适症状，应及时告知护士，勿擅自触碰或抓挠局部皮肤。

（2）敷料若脱落或包扎松紧不适宜，应及时告知护士。

（3）涂药后可能会出现药物颜色、油渍等污染衣物的情况。

（4）中药可致皮肤着色，数日后可自行消退。

3. 用物准备：治疗盘，中药制剂，治疗碗，弯盘，涂药板（棉签），镊子，盐水棉球，纱布或绵纸，胶布或弹力绷带，治疗巾或一次性薄膜等。必要时备中单、屏风、大毛巾等物。

（六）操作步骤

1. 医务人员应衣帽整洁，操作前后做好手卫生。

2. 核对医嘱，评估病人，做好解释，调节病室温度。

3. 将所需物品准备充分，携至床旁。根据涂药部位取合理体位，暴露涂药部位，必要时屏风遮挡。

4. 患处垫治疗巾或一次性薄膜，用生理盐水棉球清洁皮肤并观察局部皮肤情况。

5. 膏状类中药制剂，用棉签或涂药板取药涂擦于患处，或涂抹于纱布外敷于患处。涂药厚薄均匀，以 2～3 mm 为宜，范围超出患处 1～2 cm 为宜。

6. 根据涂药的位置、药物的性质，必要时选择适当的敷料覆盖并固定。

（1）膏状类药物用棉签或涂药板取药涂擦，涂药薄厚均匀，以 2～3 cm 为宜。

（2）对初起有脓头或成脓阶段的肿疡、脓头部位不宜涂药。

（3）乳痈涂药时，在敷料上剪一缺口，使乳头露出。

7. 涂药过程中随时询问病人有无不适。

8. 操作完毕，协助病人着衣，安排舒适体位。

（七）疗程

1～2 次/d，3～7 d 为 1 个疗程。局部小范围肿胀 1～3 d 为 1 个疗程。

(八) 用物处理原则

使用过的胶布、纱布等物品,应一人一用一丢弃,不可重复使用。

（王　琳　赵凉瑜）

附录一：中药涂药技术操作流程图

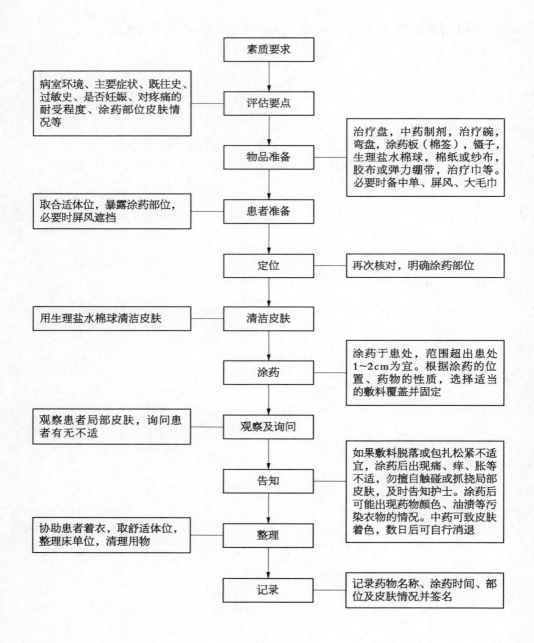

病室环境、主要症状、既往史、过敏史、是否妊娠、对疼痛的耐受程度、涂药部位皮肤情况等

素质要求

评估要点

物品准备

治疗盘，中药制剂，治疗碗，弯盘，涂药板（棉签），镊子，生理盐水棉球，棉纸或纱布，胶布或弹力绷带，治疗巾等。必要时备中单、屏风、大毛巾

取合适体位，暴露涂药部位，必要时屏风遮挡

患者准备

定位

再次核对，明确涂药部位

用生理盐水棉球清洁皮肤

清洁皮肤

涂药

涂药于患处，范围超出患处1~2cm为宜。根据涂药的位置、药物的性质，选择适当的敷料覆盖并固定

观察患者局部皮肤，询问患者有无不适

观察及询问

告知

如果敷料脱落或包扎松紧不适宜，涂药后出现痛、痒、胀等不适，勿擅自触碰或抓挠局部皮肤，及时告知护士。涂药后可能出现药物颜色、油渍等污染衣物的情况。中药可致皮肤着色，数日后可自行消退

协助患者着衣，取舒适体位，整理床单位，清理用物

整理

记录

记录药物名称、涂药时间、部位及皮肤情况并签名

附录二：中药涂药技术操作考核评分标准

项　目	分值	技　术　操　作　要　求	标准分	得分	备注(扣分内容)
素质要求	4	仪表大方,举止端庄、态度和蔼	2		
		戴表,服装、鞋帽整洁	2		
核对	4	核对医嘱	4		
评估	6	临床症状、既往史、药物过敏史、是否妊娠	3		
		涂药部位皮肤情况,对疼痛的耐受程度	3		
用物准备	4	洗手,戴口罩	2		
		备齐并检查用物	2		
环境和病人准备	8	病室整洁、光线明亮、温度适宜	3		
		协助病人取舒适体位	3		
		暴露患处,注意保暖、保护隐私	2		
操作过程	敷药 45	核对医嘱	2		
		在涂药部位下方铺橡胶单、中单,将弯盘至于患处旁边	6		
		根据患处大小,沿单方向清洁局部皮肤,避免反复涂擦	4		
		再次核对药物,将药物均匀涂于患处,范围为超出患处 1～2 cm,厚度以 2～3 mm 为宜	12		
		覆盖敷料,妥善固定	5		
		告知相关注意事项,如有不适或敷料脱落及时告知护士	4		
		观察局部皮肤情况,询问病人感受	6		
		协助病人取舒适体位,整理床单位	4		
		洗手,再次核对	2		

（续表）

项　目		分值	技　术　操　作　要　求	标准分	得分	备注(扣分内容)
操作过程	去除敷药	7	去除敷料及药物,清洁局部皮肤	1		
			观察皮肤情况,整理床单位	4		
			洗手,再次核对	2		
操作后处置		6	用物按《医疗机构消毒技术规范》处理	2		
			洗手	2		
			记录	2		
评价		6	流程合理、技术熟练、局部皮肤无损伤、询问病人感受	6		
理论提问		10	中药涂药的禁忌证	10		
			中药涂药的注意事项			
本人已知晓扣分原因及正确操作步骤 签名:				得分:		

第四节 中药灌肠

(一) 定义

中药灌肠技术又称肛肠纳药法,是指将中药药液从肛门灌(滴)进直肠或结肠,将药物滞留于肠道,经肠黏膜吸收而起到清热解毒、软坚散结、泄浊排毒、活血化瘀等功效的技术。

(二) 常用部位

直肠、结肠等。

(三) 适应证

中药灌肠技术适用于慢性肾脏衰竭、慢性疾病导致的腹痛、腹泻、腹胀、便秘、发热、带下等症状,胰腺炎、胆囊炎、肠梗阻所致的腹痛、恶心、呕吐等症状,以及各种手术前的灌肠都可使用。

(四) 禁忌证

1. 肛门失禁病人。
2. 急腹症和胃肠道出血病人。
3. 妊娠期妇女。
4. 肛门、直肠、结肠等手术后。

(五) 操作前准备工作

1. 评估
(1) 病室环境,室温适宜。
(2) 主要临床表现、既往史、排便情况、是否有大便失禁、是否怀孕等。
(3) 肛周皮肤情况。
(4) 有无药物过敏史。

（5）心理状况、合作程度。

2. 告知

（1）操作前排空二便。

（2）局部感觉：胀、满、轻微疼痛。

（3）如有便意或不适感，应及时告诉护士。

（4）灌肠后体位视病情而定。

（5）灌肠液在肠内保留 1 h 以上为宜，保留时间越长，越促进药物的充分吸收。

3. 用物准备：治疗盘，弯盘，煎煮好的药液（大黄牡丹汤、利胆汤、降氮灌肠方、加味承气汤、丹红灌肠方等），一次性使用灌肠袋，温度计，纱布，一次性手套，垫枕，中单，石蜡油，棉签等。必要时备便盆、屏风。

（六）操作步骤

1. 核对医嘱，评估病人情况，做好解释工作。将室温调整合适温度，嘱病人排空二便。

2. 备齐用物，携至床旁。

3. 关闭门窗，用隔帘或屏风遮挡。

4. 协助病人采取左侧卧位（或根据病情选择右侧卧位），充分暴露肛门。将中单垫于病人臀下，置垫枕使臀部抬高大约 10 cm。对于慢性痢疾病人，病变常在直肠和乙状结肠，故应取左侧卧位，插入深度 15～20 cm 为宜；溃疡性结肠炎病人病变常在乙状结肠或降结肠，插入深度 18～25 cm；阿米巴痢疾病人病变常在回盲部，故取右侧卧位。

5. 在床边用温度计测溶液的温度（39～41℃），液面离肛门≤30 cm。操作前先用石蜡油将肛管前端润滑，然后将液体排出，暴露肛门。插肛管时，可让病人张口呼吸使肛门松弛，便于肛管顺利插入。在置管 10～15 cm 处缓慢滴入药物（滴速视病人情况）滴注时间 15 min。在此过程中，要密切注意和询问病人的耐受性。如果出现不舒服或者腹泻的症状，要调整输液的速率，如果需要，可以停止输液。中药灌肠一般不能超过 200 mL。

6. 操作过程中如果病人感到脉搏细速、面青唇白、出冷汗、剧烈腹痛、心慌等症状时，应立即停止灌肠并报告医生。

7. 药液滴完，夹持并抽出肛管。协助病人擦干肛周皮肤，用纱布轻揉肛门处。协助取舒适卧位,抬高臀部。

(七) 疗程

1次/d,3～5 d为1个疗程。

(八) 用物处理原则

1. 中药灌肠用具:一次性用具应使用符合相关标准要求的产品,一人一用一废弃。肛门、直肠、结肠局部有感染病灶者,必须使用一次性灌肠用具,按感染性医疗废物处置,严禁重复使用。可重复使用的用具,遵照"清洗—高水平消毒—清洁保存"程序处理,严格一人一用一消毒。

2. 操作前严格执行无菌操作规程。操作人员应按标准预防原则进行标准预防。穿戴口罩、帽子、一次性医用手套、穿隔离服进行操作;如进行大量不保留灌肠,应着防水隔离服,必要时戴防护面罩、穿着水靴。

(王　琳　赵凉瑜)

附录一：中药灌肠技术操作流程图

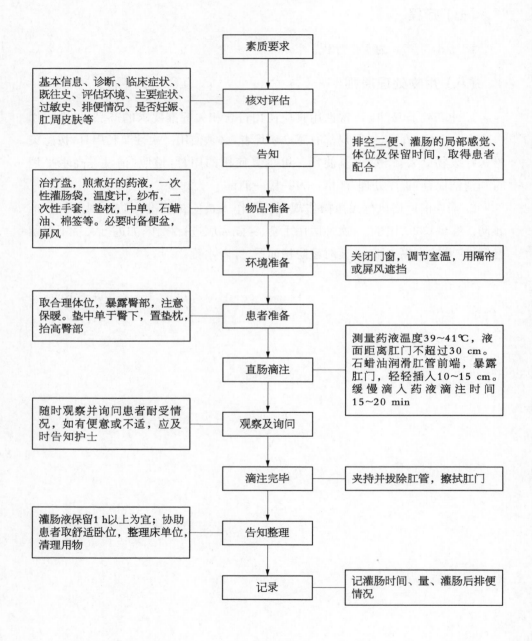

素质要求

基本信息、诊断、临床症状、既往史、评估环境、主要症状、过敏史、排便情况、是否妊娠、肛周皮肤等 —— 核对评估

告知 —— 排空二便、灌肠的局部感觉、体位及保留时间，取得患者配合

治疗盘，煎煮好的药液，一次性灌肠袋，温度计，纱布，一次性手套，垫枕，中单，石蜡油、棉签等。必要时备便盆，屏风 —— 物品准备

环境准备 —— 关闭门窗，调节室温，用隔帘或屏风遮挡

取合理体位，暴露臀部，注意保暖。垫中单于臀下，置垫枕，抬高臀部 —— 患者准备

直肠滴注 —— 测量药液温度39~41℃，液面距离肛门不超过30 cm。石蜡油润滑肛管前端，暴露肛门，轻轻插入10~15 cm。缓慢滴入药液滴注时间15~20 min

随时观察并询问患者耐受情况，如有便意或不适，应及时告知护士 —— 观察及询问

滴注完毕 —— 夹持并拔除肛管，擦拭肛门

灌肠液保留1 h以上为宜；协助患者取舒适卧位，整理床单位，清理用物 —— 告知整理

记录 —— 记灌肠时间、量、灌肠后排便情况

附录二：中药灌肠技术操作考核评分标准

项目	分值	技 术 操 作 要 求	标准分	得分	备注(扣分内容)
素质要求	4	仪表大方,举止端庄,态度和蔼	2		
		服装、鞋帽整洁	2		
核对	4	核对医嘱	4		
评估	6	临床症状、既往史、过敏史、是否妊娠	3		
		肛周皮肤情况、排便情况及病人合作程度	3		
用物准备	6	洗手,戴口罩	3		
		备齐并检查用物	3		
环境和病人准备	13	核对解释,操作方法,局部感受,取得病人配合	3		
		病室整洁明亮,嘱病人排空二便,协助取左侧卧位	5		
		充分暴露,垫中单,垫枕抬高臀部 10 cm。注意保暖,保护隐私	5		
操作过程	45	核对医嘱	3		
		测量药液温度:39～41℃,药量不超过 200 mL	8		
		液面距肛门不超过 30 cm,用石蜡油润滑肛管前端,排液	8		
		插肛管时,嘱病人深呼吸,使肛门松弛,插入 10～15 cm,缓慢滴入药液。滴注时间 15～20 min	8		
		询问病人耐受情况,及时调节滴速,必要时终止	5		
		药液滴完,夹持并拔除肛管。擦干肛周皮肤,用纱布轻揉肛门	3		
		协助病人取舒适体位,抬高臀部	4		
		告知相关注意事项、保留时间,如有不适或便意及时通知护士	3		
		整理床单位,洗手,再次核对	3		

（续表）

项目	分值	技 术 操 作 要 求	标准分	得分	备注(扣分内容)
操作后处置	6	用物按《医疗机构消毒技术规范》处理	2		
		洗手	2		
		记录	2		
评价	6	流程合理、技术熟练、局部皮肤无损伤、询问病人感受	6		
理论提问	10	中药灌肠的禁忌证	10		
		中药灌肠的临床应用			
本人已知晓扣分原因及正确操作步骤 签名：			得分：		

第五节 中药熏蒸

(一) 定义

中药熏蒸技术是利用中药热量和药物效应对患部进行熏洗的一种外用疗法。其以中药蒸汽为载体，温、湿、压力为媒介，通过温、湿、压力等因素，使局部的血和淋巴得以流通，从而达到疏通腠理、祛风除湿、温经通络、活血化瘀的目的。

(二) 常用部位

1. 肛肠科肛周湿疹、疼痛、瘙痒等：熏蒸于患处。
2. 会阴部水肿、疼痛等：熏蒸于会阴部。
3. 眼部干涩疼痛：熏蒸于患眼部。
4. 骨伤科强直性脊柱炎、颈腰腿疼痛等：熏药于患处。

(三) 适应证

适用于妇科、肛肠科、骨伤科等多科疾病引起的疼痛、炎症、水肿、瘙痒等症状，以及眼科眼部干涩疼痛等症状。

(四) 禁忌证

1. 严重的急性传染病、严重心脏病、重度高血压病等，均忌用全身熏蒸。
2. 危重外科疾病、严重化脓性感染疾病、需要进行抢救者，忌用熏蒸。
3. 患有下肢血管阻塞、糖尿病足、下肢局部缺血、四肢干燥性坏疽的病人，应禁用中高温（38℃以上）熏蒸。
4. 怀孕妇女以及处于月经期间，均不宜进行熏蒸。
5. 饱食、饥饿以及过度疲劳时，均不宜熏蒸。
6. 饭前饭后半小时内，不宜蒸汽熏蒸。
7. 有过敏性哮喘病的病人禁用香包熏法。

（五）操作前准备工作

1. 评估

（1）病室环境，室温适宜。

（2）主要临床表现、既往病史及过敏史、是否怀孕或处于月经期。

（3）体质及局部皮肤情况。

（4）进餐时间。

2. 告知

（1）熏蒸时间为 10～20 min（肛肠病人为 5～8 min），根据病人病情适时调整时间。

（2）熏蒸过程中若有任何不适请及时告知护士。

（3）熏蒸前补充淡盐水或温开水 200 mL，以免出汗过多引起脱水。餐前餐后 30 min 内，不宜熏蒸。

（4）熏蒸完毕，注意保暖，避免直接吹风。

3. 用物准备：治疗盘，药液，容器（根据熏蒸部位的不同选用），温度计，量杯，手套，纱布或小毛巾，治疗巾或浴巾。必要时备屏风及坐浴架（支架）。

（六）操作步骤

1. 操作人员应穿工作服，必要时戴口罩帽子，操作前后做好手卫生。

2. 核对医嘱，评估病人，做好解释，调节室内温度。

3. 备齐用物，携至床旁。协助病人取合理、舒适体位，暴露熏蒸部位；眼部熏蒸嘱病人闭眼。

4. 将 43～46℃药液倒入容器内，对准熏蒸部位。眼部熏蒸时调节雾量，喷雾口对着病人患侧眼睑。

5. 将中药加入至熏药床内，控制温度为 43～50℃，对准熏药部位进行中药熏药治疗。

6. 密切注意病人的病情及局部皮肤的变化情况，了解病人感受并及时调节药液温度。

7. 治疗结束检查并清洁病人皮肤，协助病人整理着衣，取舒适体位。

（七）疗程

首次疗程应避免过长时间操作，1～2 次/d，3～7 d 为 1 个疗程。

（八）用物处理原则

熏洗器等应保持清洁,喷雾口用 75％酒精擦拭一人一用一消毒。遇到污染应及时先清洗,后采用中、低效的消毒剂进行消毒。病人每次使用过的熏蒸床以 500 mg/L 含氯消毒溶液擦拭,熏蒸室每晚紫外线照射 1 h。紫外线灯应按国家相关规范安装和使用,定期进行辐照强度监测。

（王　琳　郁　丹）

附录一：中药熏蒸技术操作流程图

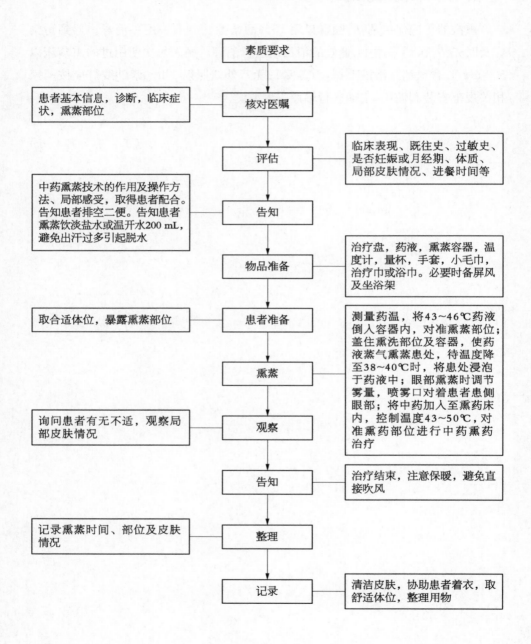

附录二：中药熏蒸技术操作考核评分标准

项目	分值	技 术 操 作 要 求	标准分	得分	备注(扣分内容)
素质要求	4	仪表大方，举止端庄、态度和蔼	2		
		服装、鞋帽整洁	2		
核对	4	核对医嘱	4		
评估	6	主要临床表现，既往史，过敏史，是否妊娠	3		
		体质及局部皮肤情况，进餐时间	3		
用物准备	6	洗手，戴口罩	3		
		备齐并检查用物	3		
环境和病人准备	10	病室整洁、保护隐私、注意保暖、避免对流风	2		
		解释作用、操作方法、熏蒸时间、局部感受，取得病人配合	3		
		熏蒸前饮淡盐水或温开水 200 mL	3		
		协助病人取合理，舒适体位，暴露熏蒸部位	2		
操作过程	50	核对医嘱	3		
		药液温度：43～46℃，倒入容器内，对准熏蒸部位	7		
		熏蒸时间：20～30 min，观察并询问病人感受	7		
		观察病人局部皮肤变化，调整药液温度	7		
		治疗结束，清洁病人皮肤，观察局部皮肤有无烫伤、过敏	5		
		操作过程保持衣服、床单位清洁	5		
		告知相关注意事项，如有不适及时通知护士	8		
		协助病人取舒适体位，整理衣着、床单位	5		
		洗手，再次核对	3		

（续表）

项目	分值	技 术 操 作 要 求	标准分	得分	备注(扣分内容)
操作后处置	6	用物按《医疗机构消毒技术规范》处理	2		
		洗手	2		
		记录	2		
评价	4	流程合理、技术熟练、局部皮肤无损伤、询问病人感受	4		
理论提问	10	中药熏蒸的禁忌证	10		
		中药熏蒸的临床应用			
本人已知晓扣分原因及正确操作步骤 签名：			得分：		

第六节 中药热熨

（一）定义

中药热熨是将中药加热后装入布袋，在人体局部或一定穴位上移动，利用温热之力使药力通过体表透入经络、血脉，从而起到温经通络、行气活血、散寒止痛、祛瘀消肿、调节肠胃功能等作用的一种操作方法。

（二）常用穴位或部位

1. 关节冷痛、酸胀、沉重、麻木、局部瘀血肿痛、腰背不适、行动不便：热熨疼痛部位。

2. 胃脘疼痛：中脘穴。

3. 腹冷泄泻、呕吐：足三里、合谷、内关、中脘等穴。

4. 腹胀、腹痛：胃脘部。

5. 促进术后胃肠功能恢复：中脘、气海、天枢、足三里、神阙等穴。

6. 痛经、宫寒：子宫、期门、带脉、关元、天枢等穴。

7. 乳房胀痛：热熨结节部位。

8. 半身不遂/腰膝酸软：热熨患处相应的穴位。

（三）适应证

适用于风湿痹证引起的关节冷痛、酸胀、沉重、麻木；跌打损伤等引起的局部瘀血、肿痛；扭伤引起的腰背不适、行动不便；脾胃虚寒所致的胃脘疼痛、腹冷泄泻、呕吐等症状；各种原因引起的腹胀、腹痛；促进术后胃肠功能恢复；痛经、宫寒、乳房胀痛等。

（四）禁忌证

1. 孕妇腹部及腰骶部。

2. 大血管处、皮肤破损及炎症。

3. 局部感觉障碍处忌用。

(五) 操作前准备工作

1. 评估

（1）病室环境,室温适宜。

（2）主要症状、既往史及过敏史、是否妊娠。

（3）对热和疼痛的耐受程度。

（4）热熨部位的皮肤情况。

2. 告知

（1）药熨前,排空二便。

（2）感觉局部温度过高或出现红肿、丘疹、瘙痒、水疱等情况,应及时告知护士。

3. 用物准备:治疗盘,遵医嘱准备药物,布袋,纱布,微波炉。必要时备屏风、毛毯等。

(六) 操作步骤

1. 医务人员应穿工作服,必要时戴帽子、口罩,操作前后做好手卫生。

2. 核对医嘱,评估病人情况。做好解释,嘱病人排空二便,调节病室温度。

3. 备齐用物,携至床旁。取适宜体位,暴露药熨部位,必要时屏风遮挡病人。

4. 根据医嘱,将药物装入布袋加热至 60～70℃ 备用。

5. 将药袋放到患处或相应穴位处用力来回推熨,以病人能耐受为宜。力量要均匀,开始时用力要轻,速度可稍快,随着药袋温度的降低,力量可增大,同时速度减慢。药袋温度过低时,及时更换药袋或加温。

6. 药熨操作过程中注意观察局部皮肤的颜色情况,及时询问病人对温度的感受。

7. 操作完毕擦净局部皮肤,协助病人着衣,安排舒适体位。嘱病人避风保暖,多饮温开水。

(七) 疗程

1～2 次/d,3～7 d 为 1 个疗程。

（八）用物处理原则

使用的布套或毛巾应一人一用一更换，使用后注意清洗和消毒。

（王　琳　郁　丹）

附录一：中药热熨技术操作流程图

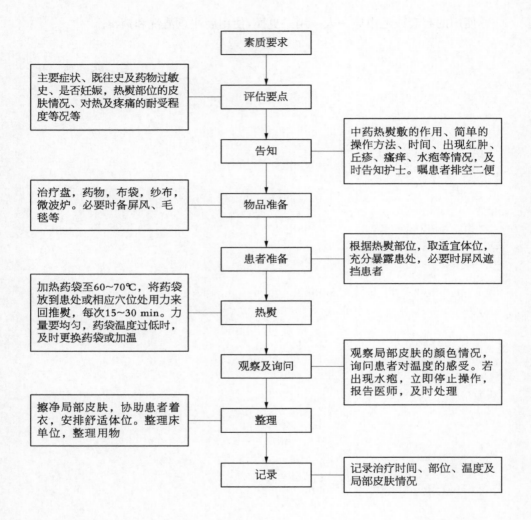

主要症状、既往史及药物过敏史、是否妊娠，热熨部位的皮肤情况、对热及疼痛的耐受程度等况等 —— 评估要点

告知 —— 中药热熨敷的作用、简单的操作方法、时间、出现红肿、丘疹、瘙痒、水疱等情况，及时告知护士。嘱患者排空二便

治疗盘，药物，布袋，纱布，微波炉。必要时备屏风、毛毯等 —— 物品准备

患者准备 —— 根据热熨部位，取适宜体位，充分暴露患处，必要时屏风遮挡患者

加热药袋至60~70℃，将药袋放到患处或相应穴位处用力来回推熨，每次15~30 min。力量要均匀，药袋温度过低时，及时更换药袋或加温 —— 热熨

观察及询问 —— 观察局部皮肤的颜色情况，询问患者对温度的感受。若出现水疱，立即停止操作，报告医师，及时处理

擦净局部皮肤，协助患者着衣，安排舒适体位。整理床单位，整理用物 —— 整理

记录 —— 记录治疗时间、部位、温度及局部皮肤情况

素质要求

附录二：中药热熨技术操作考核评分标准

项目	分值	技 术 操 作 要 求	标准分	得分	备注(扣分内容)
素质要求	4	仪表大方,举止端庄、态度和蔼	2		
		戴表,服装、鞋帽整洁	2		
核对	4	核对医嘱	4		
评估	6	既往史、意识状态、心理状况、主要症状、过敏史、是否妊娠、局部感觉及皮肤情况	3		
		对热和疼痛的耐受程度	3		
用物准备	6	洗手,戴口罩	3		
		备齐并检查用物	3		
环境和病人准备	6	病室整洁、温度适宜	2		
		热熨前,排空二便	1		
		核对解释,协助病人取合理、舒适体位,暴露热熨部位	3		
操作过程	52	核对医嘱	2		
		将药物装入布袋,加热温度 60～70℃,对准患处或相应穴位用力来回推熨	10		
		力量均匀,开始用力要轻,速度可稍快。随着药袋温度降低,力量可增大,同时速度宜慢	8		
		观察病人局部皮肤变化,询问病人感受。药袋温度过低,及时更换或加温	8		
		治疗结束,清洁病人皮肤,观察局部皮肤有无烫伤、过敏	8		
		操作过程保持衣服、床单位清洁	6		
		告知相关注意事项,如有不适及时通知护士	4		
		协助病人取舒适体位,整理衣着、床单位	4		
		洗手,再次核对	2		

（续表）

项目	分值	技 术 操 作 要 求	标准分	得分	备注(扣分内容)
操作后处置	6	用物按《医疗机构消毒技术规范》处理	2		
		洗手	2		
		记录	2		
评价	6	流程合理、技术熟练、局部皮肤无损伤、询问病人感受	6		
理论提问	10	中药热熨的禁忌证	10		
		中药热熨的注意事项			
本人已知晓扣分原因及正确操作步骤 签名：			得分：		

第七节 中 药 贴 敷

(一) 定义

中药贴敷技术是将所需的药物研成粉,加入赋形剂(如水或醋、黄酒等)适量制成糊状敷于患处或穴位;或使用膏体等敷于病人局部皮肤或穴位上,药物通过皮肤毛孔、穴位、经脉而起到治疗作用的一种康复护理操作技术。

(二) 常用穴位或部位

1. 急性附睾炎:贴敷于红肿部位。
2. 产后乳房胀痛、乳房结节、乳房囊肿:贴敷于乳房患处。
3. 痈、疽、疖及各种皮肤破损形成疮疡等病症:贴敷于患处。
4. 咳嗽、哮喘、咽喉肿痛:天突穴。
5. 胸闷、气喘:膻中穴。

(三) 适应证

适用于急性附睾炎;产后乳房胀痛、乳房结节、乳房囊肿;痈、疽、疖及各种皮肤破损形成疮疡等病症;咳嗽、哮喘、胸闷等辅助治疗。

(四) 禁忌证

1. 过敏体质者以及对中药有过敏者。
2. 局部皮肤破损者不宜贴敷。
3. 皮肤不耐受症状的病人不宜贴敷。

(五) 操作前准备工作

1. 评估
(1) 病室环境,室温适宜。
(2) 主要症状、既往史及药物过敏史。

（3）敷药局部皮肤、手术切口等情况。

（4）对疼痛的耐受、心理状况及合作程度。

2. 告知

（1）敷药后局部皮肤出现不适时，及时告知，勿抓挠局部皮肤。

（2）若出现敷料松垮或脱落时及时告知护士。

（3）保持敷药处皮肤清洁、干燥。

（4）局部皮肤出现红点、小水疱、皮肤瘙痒等过敏性症状，应立即停止使用，及时处理。

3. 用物准备：治疗盘，弯盘，镊子，纱布，胶布，复合碘棉球，中药制剂，纱布袋等。

（六）操作步骤

1. 核对医嘱，评估病人。

2. 根据敷药部位协助病人安置合适卧位，暴露敷药部位，并注意保暖和隐私保护。

3. 贴敷前用温水清洗局部皮肤，范围需扩至穴位或患处周围 2～3 cm。

4. 散剂：将一块无菌纱布敷于局部，纱布应覆盖患处；将装有中药的纱布袋平摊于纱布上，厚薄适中，加盖另一块无菌纱布，以胶布固定，松紧适宜。膏剂：用压舌板将药物均匀地涂抹于纱布上，厚薄适中；敷药时，应将涂抹好药物的纱布反折后敷于局部。

5. 操作完毕，协助病人着衣，安置舒适体位，整理好床单位。

6. 清洁消毒时应注意创面情况及硬结改善等情况，如见恶化现象者，宜暂停敷药，告知医生重新辨证用药。

（七）疗程

1～2 次/d，3～7 d 为 1 个疗程。

（八）用物处理原则

使用过的胶布、纱布等物，需遵循一人一用一丢弃，不可重复使用。

（王　琳　朱丽春）

附录一：中药贴敷技术操作流程图

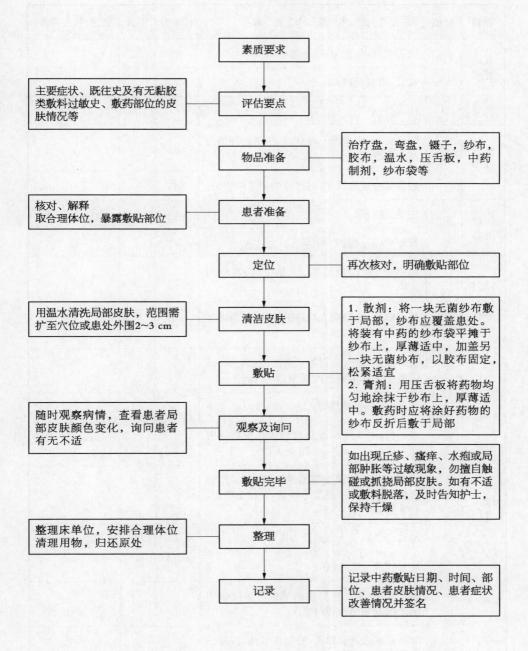

主要症状、既往史及有无黏胶类敷料过敏史、敷药部位的皮肤情况等 — 评估要点

素质要求

物品准备 — 治疗盘，弯盘，镊子，纱布，胶布，温水，压舌板，中药制剂，纱布袋等

核对、解释
取合理体位，暴露敷贴部位 — 患者准备

定位 — 再次核对，明确敷贴部位

用温水清洗局部皮肤，范围需扩至穴位或患处外围2~3 cm — 清洁皮肤

敷贴

1. 散剂：将一块无菌纱布敷于局部，纱布应覆盖患处。将装有中药的纱布袋平摊于纱布上，厚薄适中，加盖另一块无菌纱布，以胶布固定，松紧适宜
2. 膏剂：用压舌板将药物均匀地涂抹于纱布上，厚薄适中。敷药时应将涂好药物的纱布反折后敷于局部

随时观察病情，查看患者局部皮肤颜色变化，询问患者有无不适 — 观察及询问

敷贴完毕 — 如出现丘疹、瘙痒、水疱或局部肿胀等过敏现象，勿擅自触碰或抓挠局部皮肤。如有不适或敷料脱落，及时告知护士，保持干燥

整理床单位，安排合理体位清理用物，归还原处 — 整理

记录 — 记录中药敷贴日期、时间、部位、患者皮肤情况、患者症状改善情况并签名

附录二：中药贴敷技术操作考核评分标准

项目	分值	技 术 操 作 要 求	标准分	得分	备注(扣分内容)
素质要求	4	仪表大方,举止端庄、态度和蔼	2		
		戴表,服装、鞋帽整洁	2		
核对	4	核对医嘱	4		
评估	6	既往史、意识状态心理状况、生活自理能力及合作程度	3		
		贴敷部位皮肤状况、对疼痛的耐受程度	3		
用物准备	6	洗手,戴口罩	3		
		备齐并检查用物	3		
环境和病人准备	8	病室整洁、保护隐私、注意保暖、避免对流风	4		
		核对解释,协助病人取舒适体位,暴露贴敷部位	4		
操作过程	50	核对医嘱,贴敷前用温水清洗局部皮肤,范围需扩至穴位或患处周围 2~3 cm	8		
		用压舌板将药物均匀地涂抹或平铺于纱布上	5		
		敷药时,应将涂抹好药物的纱布反折后敷于局部	5		
		将装有中药的纱布袋平摊于纱布上,厚薄适中。加盖另一块无菌纱布,以胶布固定,松紧适宜	5		
		动作轻柔以病人能耐受为度	3		
		告知相关注意事项	5		
		操作完毕,清洁皮肤清洁消毒时应注意创面情况及硬结改善等情况	7		
		如见创面恶化现象者,宜暂停敷药,告知医生重新辨证用药	6		

（续表）

项目	分值	技 术 操 作 要 求	标准分	得分	备注（扣分内容）
操作过程	50	协助病人取舒适体位，整理床单位	3		
		洗手、再次核对	3		
操作后处置	6	用物按《医疗机构消毒技术规范》处理	2		
		洗手	2		
		记录	2		
评价	6	流程合理、技术熟练、局部皮肤无损伤、询问病人感受	6		
理论提问	10	中药贴敷技术的禁忌证	10		
		中药贴敷技术的临床应用			

本人已知晓扣分原因及正确操作步骤 签名：	得分：

第八节 中药热奄包

(一) 定义

中药热奄包技术是将加热好的中药药包置于病人的患病部位或病人的某一特定位置如穴位上,使局部的毛细血管扩张、血液循环加速,利用中药药包的温热达到温经通络、调和气血、祛湿祛寒、消肿止痛、活血化瘀、调理下焦、健脾开胃目的的一种外治疗法。

(二) 常用穴位或部位

1. 胃脘疼痛、呃逆、嗳气泛酸、纳差:中脘、上脘、神阙等穴。

2. 腹胀、腹痛、便秘、术后促进肠蠕动:上脘、中脘、下脘、气海、天枢、足三里、神阙等穴。

3. 脾胃虚寒所致腹冷泄泻、呕吐:足三里、合谷、天突、上脘、中脘、神阙、天枢、内关等穴。

4. 咳嗽咳痰、喘息气短:肺俞、定喘等穴。

5. 痛经:子宫、期门、带脉、关元、天枢等穴。

6. 各种关节疼痛、酸胀、沉重、肢体麻木:上肢(曲池、肩井、肩髃、阿是穴等穴),下肢(犊鼻、足三里、阿是穴等穴)。

7. 眼部干涩疼痛:敷于患眼部。

(三) 适应证

适用脾胃虚寒所致的胃脘疼痛、腹冷泄泻、呕吐;各种原因引起的腹胀、腹痛、便秘、呃逆、纳差;宫寒、痛经;各种关节疼痛、酸胀、沉重、肢体麻木、腰背酸痛、颈项板滞;慢性肾衰所致的腰膝酸软等症;术后促进肠蠕动,缓解膀胱痉挛疼痛,预防下肢静脉血栓;颈项板滞、头痛、眩晕等;术中保暖防止低体温;胸闷胸痛、眼部干涩模糊、咳嗽咳痰、喘息气短等。

（四）禁忌证

1. 妇女妊娠期。
2. 感觉功能障碍的病人。
3. 药物过敏者。
4. 出血性疾病病人。
5. 局部皮肤有红肿、炎症、溃疡等。

（五）操作前准备工作

1. 评估

（1）病室环境，保护病人隐私安全。

（2）主要症状、临床表现、既往史药物过敏史、是否妊娠。

（3）对热和疼痛的耐受程度。

（4）局部皮肤情况。

（5）心理状况。

2. 告知

（1）操作前，排空二便。

（2）感觉局部温度过高或出现红肿、丘疹、瘙痒、水疱等情况，应及时告知护士。

3. 用物准备：治疗巾，纱布，绷带或胶布，中药包，洒水器。另备微波炉（加热设备），必要时备屏风、毛毯。

（六）操作步骤

1. 核对医嘱，评估病人。做好解释，嘱病人排空二便，调节病室温度。

2. 备齐用物，协助病人取合理、舒适体位，暴露热奄部位。再次检查局部皮肤情况温水擦净，必要时屏风遮挡病人。

3. 用洒水器在药包两面均匀喷水 3～5 次，约 100 mL 水。将药包加热至 40～50℃，包于干毛巾或治疗巾中敷于患处。

4. 操作过程中注意观察局部皮肤的颜色情况，及时询问病人对温度的感受，避免烫伤。

5. 注意热奄包温热情况，如已变冷及时更换或重新加热。

6. 操作完毕擦净局部皮肤,协助病人着衣,安排舒适体位。

(七) 疗程

1～2 次/d,3～7 次为 1 个疗程。

(八) 用物处理原则

热奄包一人一用一消毒,不可重复使用。

（王　琳　朱丽春）

附录一：中药热奄包技术操作流程图

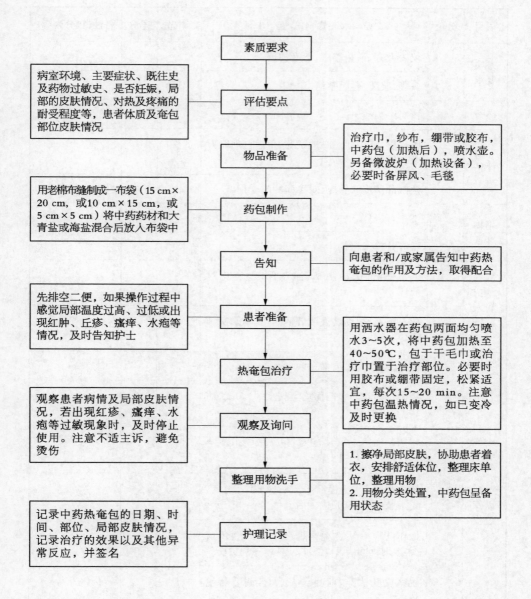

病室环境、主要症状、既往史及药物过敏史、是否妊娠，局部的皮肤情况、对热及疼痛的耐受程度等，患者体质及奄包部位皮肤情况

素质要求

评估要点

物品准备

治疗巾，纱布，绷带或胶布，中药包（加热后），喷水壶。另备微波炉（加热设备），必要时备屏风、毛毯

用老棉布缝制成一布袋（15 cm×20 cm，或10 cm×15 cm，或5 cm×5 cm）将中药药材和大青盐或海盐混合后放入布袋中

药包制作

告知

向患者和/或家属告知中药热奄包的作用及方法，取得配合

先排空二便，如果操作过程中感觉局部温度过高、过低或出现红肿、丘疹、瘙痒、水疱等情况，及时告知护士

患者准备

热奄包治疗

用洒水器在药包两面均匀喷水3~5次，将中药包加热至40~50℃，包于干毛巾或治疗巾置于治疗部位。必要时用胶布或绷带固定，松紧适宜，每次15~20 min。注意中药包温热情况，如已变冷及时更换

观察患者病情及局部皮肤情况，若出现红疹、瘙痒、水疱等过敏现象时，及时停止使用。注意不适主诉，避免烫伤

观察及询问

整理用物洗手

1. 擦净局部皮肤，协助患者着衣，安排舒适体位，整理床单位，整理用物
2. 用物分类处置，中药包呈备用状态

记录中药热奄包的日期、时间、部位、局部皮肤情况，记录治疗的效果以及其他异常反应，并签名

护理记录

附录二：中药热奄包技术操作考核评分标准

项目	分值	技术操作要求	标准分	得分	备注(扣分内容)
素质要求	4	仪表大方,举止端庄、态度和蔼	2		
		戴表,服装、鞋帽整洁	2		
核对	4	核对医嘱	4		
评估	6	既往史、意识状态心理状况、生活自理能力及合作程度	3		
		热敷部位皮肤状况、对疼痛的耐受程度	3		
用物准备	6	洗手,戴口罩	3		
		备齐并检查用物	3		
环境和病人准备	8	病室整洁、保护隐私、注意保暖、避免对流风	4		
		核对解释,协助病人取舒适体位,暴露刮痧部位	4		
操作过程	50	核对医嘱,温水清洁皮肤	5		
		用洒水器在药包两面均匀喷水 3～5 次,约 100 mL 水	8		
		将药包加热至 40～50℃,包于干毛巾或治疗巾中敷于患处	8		
		热敷顺序：先头面后手足,先腰背后胸腹,先上肢后下肢,先内侧后外侧	5		
		操作过程中注意观察局部皮肤的颜色情况,及时询问病人对温度的感受,避免烫伤	5		
		观察皮肤情况,询问病人感受,调节药包热度	5		
		告知相关注意事项	6		
		清洁皮肤	2		

（续表）

项目	分值	技　术　操　作　要　求	标准分	得分	备注（扣分内容）
操作过程	50	协助病人取舒适体位，整理床单位	3		
		洗手、再次核对	3		
操作后处置	6	用物按《医疗机构消毒技术规范》处理	2		
		洗手	2		
		记录	2		
评价	6	流程合理、技术熟练、局部皮肤无损伤、询问病人感受	6		
理论提问	10	中药热奄包技术的禁忌证	10		
		中药热奄包技术的临床应用			
本人已知晓扣分原因及正确操作步骤 签名：			得分：		

第九节　中药封包

(一) 定义

中药封包是将所需的药物研成碎末后装入专用的布袋中敷贴于患处,通过药物的局部渗透作用,起到消肿止痛、清热解毒、软坚散结作用的一种治疗方法。

(二) 常用穴位或部位

1. 皮肤肿胀、发硬:敷于患处。
2. 乳房结节及甲状腺结节:敷于患侧乳房结节及甲状腺结节处。
3. 手臂疼痛、麻木:曲池穴。
4. 头痛、牙痛、咽喉痛:合谷穴。

(三) 适应证

适用于皮肤肿胀、发硬,乳房结节及甲状腺结节,手臂疼痛、麻木,头痛、牙痛、咽喉痛等。

(四) 禁忌证

1. 过敏性体质病人、皮肤破损者。
2. 妇女妊娠期。

(五) 操作前准备工作

1. 评估
(1) 病室环境,室温适宜。
(2) 主要症状、既往史,是否有过敏性疾病、是否处于妊娠期。
(3) 查看封包部位皮肤情况,是否有破损。

2. 告知
(1) 中药封包的作用、简单的操作方法及会出现的局部感觉。

（2）封包部位皮肤出现被药物染色,造成色素沉着属正常现象,用清水洗净即可。

（3）治疗过程中局部皮肤产生烧灼感,可能出现水疱。

3. 用物准备：治疗巾,毛巾,药包,绷带或胶布,必要时备屏风。

（六）操作步骤

1. 备齐用物推至病床,做好解释工作。

2. 协助病人取合适的体位,暴露需要封包的部位并注意保暖。

3. 将装好的药袋置于患部并平铺、用绷带固定,松紧适宜。时间以 4～6 h 为宜,有些耐受力差的病人,可相对缩短时间为 1～2 h。

4. 封包完毕,对局部皮肤进行清洁处理,协助安置舒适体位,整好床单位,15～30 min 巡视 1 次,询问病人有无不适。

（七）疗程

首次疗程应避免过长时间操作,1 次/d,3～7 d 为 1 个疗程。

（八）用物处理原则

药包一人一用一更换,不可重复使用。

（瞿 梅 朱丹红）

附录一：中药封包技术操作流程图

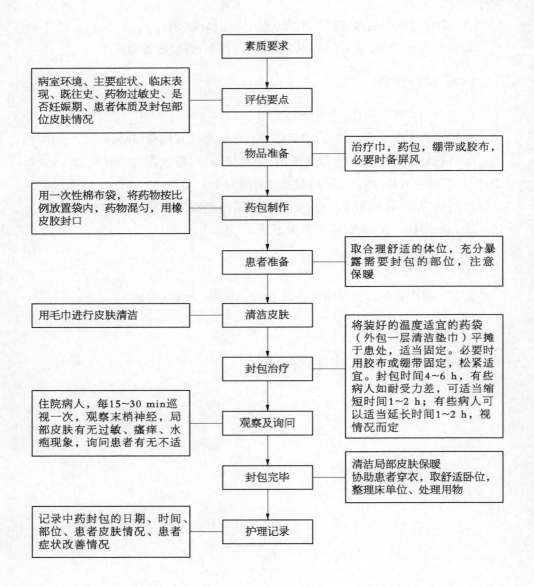

素质要求

病室环境、主要症状、临床表现、既往史、药物过敏史、是否妊娠期、患者体质及封包部位皮肤情况 —— 评估要点

物品准备 —— 治疗巾，药包，绷带或胶布，必要时备屏风

用一次性棉布袋，将药物按比例放置袋内，药物混匀，用橡皮胶封口 —— 药包制作

患者准备 —— 取合理舒适的体位，充分暴露需要封包的部位，注意保暖

用毛巾进行皮肤清洁 —— 清洁皮肤

封包治疗 —— 将装好的温度适宜的药袋（外包一层清洁垫巾）平摊于患处，适当固定。必要时用胶布或绷带固定，松紧适宜。封包时间4~6 h，有些病人如耐受力差，可适当缩短时间1~2 h；有些病人可以适当延长时间1~2 h，视情况而定

住院病人，每15~30 min巡视一次，观察末梢神经，局部皮肤有无过敏、瘙痒、水疱现象，询问患者有无不适 —— 观察及询问

封包完毕 —— 清洁局部皮肤保暖协助患者穿衣，取舒适卧位，整理床单位、处理用物

记录中药封包的日期、时间、部位、患者皮肤情况、患者症状改善情况 —— 护理记录

附录二：中药封包技术操作考核评分标准

项目	分值	技 术 操 作 要 求	标准分	得分	备注(扣分内容)
素质要求	4	仪表大方,举止端庄、态度和蔼	2		
		戴表,服装、鞋帽整洁	2		
核对	4	核对医嘱	4		
评估	6	既往史、是否妊娠期、意识状态、心理状况、生活自理能力及合作程度	3		
		皮肤状况检查有无破损	3		
用物准备	6	洗手,戴口罩	3		
		备齐并检查用物	3		
环境和病人准备	8	病室整洁、保护隐私、注意保暖、避免对流风	4		
		核对解释,协助病人取舒适体位,暴露封包放置部位	4		
操作过程	50	核对医嘱,清洁皮肤	5		
		将装好的药袋置于患部,平铺用绷带固定,松紧适宜	8		
		时间以4～6 h为宜,有些耐受力差的病人,可相对缩短时间为1～2 h	8		
		观察皮肤情况,询问病人感受	5		
		告知相关注意事项	5		
		15～30 min巡视一次,询问病人有无不适	8		
		清洁皮肤	5		
		协助病人取舒适体位,整理床单位	3		
		洗手、再次核对	3		

（续表）

项目	分值	技 术 操 作 要 求	标准分	得分	备注(扣分内容)
操作后处置	6	用物按《医疗机构消毒技术规范》处理	2		
		洗手	2		
		记录	2		
评价	6	流程合理、技术熟练、局部皮肤无损伤、询问病人感受	6		
理论提问	10	中药封包技术的禁忌证	10		
		中药封包技术的临床应用			
本人已知晓扣分原因及正确操作步骤 签名：			得分：		

推拿类技术

第一节 穴位按摩

(一) 定义

穴位按摩技术是在中医基本理论指导下,运用适宜手法作用于人体穴位,通过局部刺激,可疏通经络,调动人体抗病能力,从而起到防病治病、保健强身等作用的一种操作方法。

(二) 常用穴位

1. 各种急慢性疾病所致的痛症

(1) 眩晕头痛、颈项板滞:印堂、太阳、百会、风池、上星、头维、内关等穴。

(2) 颈肩痛:风池、风府、肩井、大椎等穴。

(3) 腰腿痛:环跳、委中、承山、命门、腰眼、阳陵泉、阿是穴等穴。

(4) 胃脘痛:中脘、气海、天枢、足三里/胃俞、脾俞等穴。

(5) 胸闷胸痛:大陵、劳宫、膻中、内关、阴郄等穴;

(6) 心悸气短:神门、心俞、肾俞、三阴交、内关、通里等穴;伴汗出者加合谷、复溜穴,配穴取大陵、心俞、膻中、劳宫等穴。

2. 术中术后疼痛:肝俞、旦俞、曲池、内关、太阳、百会、合谷、后溪、足三里、承山、中脘、阿是穴等穴。

3. 四肢麻木乏力:合谷、曲池、内关、尺泽、委中、足三里、阳陵泉等穴。

4. 言语不利:天突、廉泉、哑门等穴。

5. 眩晕/夜寐差:印堂、太阳、风池、百会、内关、曲池、上星、头维等穴。

6. 消化系统症状

(1) 腹胀、胃脘胀满:关元俞、梁门、太乙、天枢、上脘、中脘、下脘、肝俞、胆俞、脾俞、胃俞、大肠俞、气海等穴。

(2) 便秘:足三里、合谷、上巨虚、大肠俞、天枢、中脘、关元等穴;

(3) 泄泻、便溏:足三里、大肠俞、天枢、中脘、关元等穴。

(4) 恶心、呕吐:足三里、曲池、合谷、天突、中脘、内关、胃俞、脾俞等穴。

（5）纳呆：足三里、内关、曲池、丰隆、合谷、中脘、阳陵泉等穴。

（6）嗳气泛酸：内关、胃俞、合谷、膈俞、足三里、天突、中脘等穴。

（7）腹痛、泄泻：足三里、大肠俞、天枢、中脘、关元等穴。

（8）血便：中脘、足三里、三阴交等穴。

7. 发热：合谷、大椎、曲池、商阳、风池、风门等穴。

8. 鼻塞：迎香、风池、太阳等穴。

9. 咳喘：肺俞穴、定喘穴等穴。

10. 高血压及血压急剧升高：桥弓、印堂、太阳、睛明、内关、劳宫、合谷等穴。

11. 产后小便不利：肾俞、膀胱俞、中极等穴。

12. 乳汁不通、乳痈初期：乳根、膻中、合谷等穴。

13. 慢性肾衰所致的倦怠乏力、腰酸膝软：气海、足三里、三阴交、阳陵泉等穴。

14. 中风所致的半身不遂：上肢极泉、尺泽、肩髃、肩井、曲池、合谷、外关等穴；下肢委中、昆仑、悬钟、阳陵泉、足三里等穴；舌强语謇按摩廉泉、哑门、承浆、通里等穴。

15. 肢体麻木/乏力：足三里、手三里、内关、委中、阳陵泉、三阴交等穴。

16. 二便失禁：肾俞、八髎穴、足三里、天枢等穴。

17. 心悸气短：内关、通里，配穴取大陵、心俞、膻中、劳宫等穴。

（三）适应证

1. 各种急慢性疾病所致的痛症，如头痛、肩颈痛、腰腿痛、腹痛、胃脘痛、胸痛、术中术后疼痛、疮周痒痛、右肋胀满不适。

2. 四肢麻木乏力、言语不利、眩晕、耳聋耳鸣、流涎。

3. 腹胀、便秘、泄泻、便溏、恶心、呕吐、纳呆、嗳气泛酸、胃脘胀满、排尿困难。

4. 发热、鼻塞、咳嗽咳痰、心悸、喘息气短。

5. 高血压及血压急剧升高、眩晕。

6. 产后小便不利、乳汁不通、乳痈初期。

7. 慢性肾衰所致的倦怠乏力、腰酸膝软、恶心呕吐、皮肤瘙痒等症状。

8. 中风所致的半身不遂、舌强语謇、腹胀便秘、口角歪斜、二便失禁、眩晕头痛、颈项板滞等症状。

9. 暴聋所致的耳聋、耳内胀闷、头晕目眩、夜寐不安症状。

10. 腰腿疼痛、肢体活动受限。

11. 妇科盆腔炎等疾病所致的疼痛、月经异常等。

（四）禁忌证

1. 骨科疾病如颈椎间盘突出、颈椎节段不稳定、腰椎管狭窄等。

2. 孕妇的腹部、腰骶部不宜按摩。

3. 饱餐后和月经期不可按摩。

4. 有局部皮肤感染或开放伤口不可按摩。

（五）操作前准备工作

1. 评估

（1）病室环境，保护病人隐私安全。

（2）主要症状、既往史、是否妊娠或月经期。

（3）按摩部位皮肤情况。

（4）对疼痛的耐受程度。

2. 告知

（1）按摩时及按摩后局部可能出现酸痛的感觉，如有不适及时告知护士。

（2）按摩前后局部注意保暖，可喝温开水。

（3）皮肤微微发红属正常现象。

3. 用物准备：治疗巾，必要时备纱布、屏风。

（六）操作步骤

1. 核对医嘱，评估病人，遵照医嘱确定按摩部位，嘱病人排空二便，做好解释。

2. 操作前应修剪指甲，备齐用物，携至床旁。

3. 协助病人取合理、舒适体位，保护隐私。

4. 遵医嘱确定腧穴部位、选用适宜的按摩手法及强度。

5. 按摩时间一般宜在饭后 1～2 h 进行。每个穴位施术 1～2 min，以局部穴位透热为度。

6. 操作过程中询问病人的感受。若有不适，应及时调整手法或停止操作，以防发生意外。

(七) 疗程

1~2 次/d,3~7 d 为 1 个疗程。

(八) 用物处理原则

采用穴位按摩工具时,须遵循一人一用、彻底洗净及消毒的原则。并提倡具备条件的医疗单位将穴位按摩工具提交至消毒供应中心进行统一处理,优先考虑运用机械清洗和高温湿热的消毒方式。

（瞿 梅 朱丹红）

附录一：穴位按摩技术操作流程图

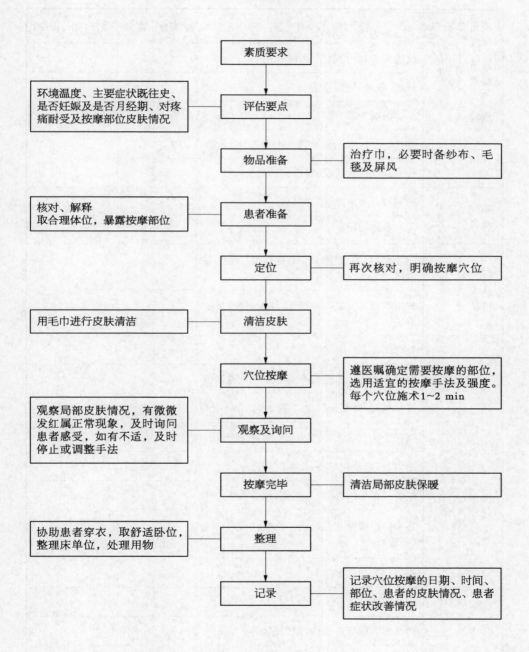

附录二：穴位按摩技术操作考核评分标准

项目	分值	技术操作要求	标准分	得分	备注(扣分内容)
素质要求	4	仪表大方,举止端庄、态度和蔼	2		
		戴表,服装、鞋帽整洁	2		
核对	4	核对医嘱	4		
评估	6	症状既往史、是否妊娠期及月经期,合作程度	3		
		按摩部位皮肤状况、对疼痛的耐受程度	3		
用物准备	6	指甲符合要求,洗手,戴口罩	3		
		备齐并检查用物	3		
环境和病人准备	8	病室整洁、保护隐私、注意保暖、避免对流风	4		
		核对解释,协助病人取舒适体位,暴露按摩部位	4		
操作过程	50	核对医嘱,清洁皮肤	5		
		体位舒适合理,暴露按摩部位皮肤,注意保暖	3		
		再次核对,准确选取腧穴部位及按摩手法	5		
		根据手法要求和腧穴部位不同,正确运用	8		
		用力均匀,禁用暴力,按摩时间合理	5		
		按摩过程中,询问病人感受,调节手法力度	2		
		每个部位按摩 1~2 min,一般在饭后 1~2 h 进行	8		
		告知相关注意事项	6		
		清洁皮肤	2		
		协助病人取舒适体位,整理床单位	3		
		洗手、再次核对	3		

项目	分值	技 术 操 作 要 求	标准分	得分	备注(扣分内容)
操作后处置	6	用物按《医疗机构消毒技术规范》处理	2		
		洗手	2		
		记录	2		
评价	6	流程合理、技术熟练、局部皮肤无损伤、询问病人感受	6		
理论提问	10	穴位按摩的禁忌证	10		
		穴位按摩的临床应用			
本人已知晓扣分原因及正确操作步骤 签名：			得分：		

第二节 经穴推拿

(一) 定义

经穴推拿法,是在中医基本理论指导下,以经络腧穴学说为基础,运用推拿手法作用于人体腧穴,通过局部或穴位刺激,激发人体经络之气,以起到通经活络、祛邪扶正、调和阴阳作用的一种推拿手法。其手法渗透力强,可以放松肌肉、滑利关节、强筋健骨、散寒止痛、健脾和胃、消食导滞、扶正祛邪,从而起到预防保健、促进疾病康复的目的。常用手法有点法、揉法、叩击法等,常常多种方法配合应用。

(二) 常用穴位

1. 妊娠呕吐:上脘、中脘、内关、足三里等穴。
2. 眩晕头痛:百会、后顶、前顶、囟会、神庭、上星、风池、风府等穴。
3. 腹胀/胃脘疼痛/嗳气、泛酸:上脘、中脘、下脘、脾俞、肝俞、胃俞等穴。
4. 失眠(夜寐不佳/欠安):百会、印堂、太阳等穴。
5. 恶心、呕吐:天突、膻中、中脘、气海、关元、天枢等穴。
6. 腰骶痛/遗精/阳痿:肺俞、肾俞、心俞、肠俞、命门等穴。
7. 肩周炎/上肢不遂:肩贞、手三里、天宗、曲池、内关等穴。
8. 急性腰扭伤/腰腿痹痛:风市、委中、足三里、血海等穴。

(三) 适应证

适用于呕吐症状及各种急慢性疾病所致的痛症,如头痛眩晕、肩颈痛、腰腿痛、痛经、失眠、便秘等症状,尤其对于慢性病、功能性疾病疗效较好。

(四) 禁忌证

1. 各种骨折,骨关节结核,骨髓炎,骨肿瘤,严重老年性骨质疏松。
2. 各种急性传染病,急性腹膜炎包括胃十二指肠溃疡穿孔者;有出血倾向或有血液病的病人。

3. 严重的心肺、肝、肾功能衰竭的病人或身体过于虚弱者。

4. 女性经期腹部、腰骶部、合谷穴慎用手法，其他部位不宜使用重刺激手法，妊娠期腰腹部不宜用。

5. 推拿过程中若出现头晕、目眩、心慌、出冷汗、面色苍白、恶心欲吐，甚至神昏仆倒等，应立即停止推拿，取平卧位，立即通知医生，配合处理。

（五）操作前准备工作

1. 评估

（1）病室环境，保护病人隐私安全。

（2）主要症状、既往史、是否妊娠期或月经期。

（3）推拿部位皮肤情况。

（4）对疼痛的耐受程度。

2. 告知

（1）经穴推拿技术的作用、简单的操作方法及会出现的局部感觉。

（2）推拿时及推拿后局部可能出现酸痛的感觉，如有不适及时告知护士。

（3）经穴推拿部位出现红紫色痧点或瘀斑为正常表现，数日即可消除。

（4）推拿前后局部注意保暖。不宜即食用生冷食物，可喝温开水，不宜洗冷水澡。

（5）冬季应避免感受风寒，夏季避免风扇、空调直吹推拿部位。

3. 用物准备：治疗巾，必要时备纱块，介质（可选取精油、清水、润肤乳等），必要时备浴巾、屏风等物。

（六）操作步骤

1. 医务人员应穿工作服，必要时戴帽子、口罩，操作前后做好手卫生。

2. 核对医嘱，评估病人，做好解释，调节室温。腰腹部推拿时嘱病人排空二便。

3. 备齐用物，携至床旁。

4. 协助病人取合理、舒适体位。

5. 遵医嘱确定腧穴部位，选用适宜的推拿手法及强度。

6. 推拿时间一般宜在饭后 1～2 h 进行。每个穴位施术 3～5 min，以局部穴位透热为度。一般 1 次/d,3～5 d 为 1 个疗程。

7. 操作过程中询问病人的感受。若有不适,应及时调整手法或停止操作,以防发生意外。

(七) 疗程

根据病人病情和个体差异,制定合理疗程。首次疗程应避免过长时间操作,且操作时手法力度需轻柔。通过一次治疗得到痊愈,则可停止进一步治疗。如症状仍未消退,在穴位处反复推拿作用于每个穴位 3～5 min,一般 1 次/d,3～5 d 为 1 个疗程。

(八) 用物处理原则

采用经穴推拿工具时,须遵循一人一用、彻底洗净及消毒的原则。并提倡具备条件的医疗单位,将经穴推拿工具提交至消毒供应中心进行统一处理。优先考虑运用机械清洗和高温湿热的消毒方式。

(瞿 梅 彭 利)

附录一：经穴推拿技术操作流程图

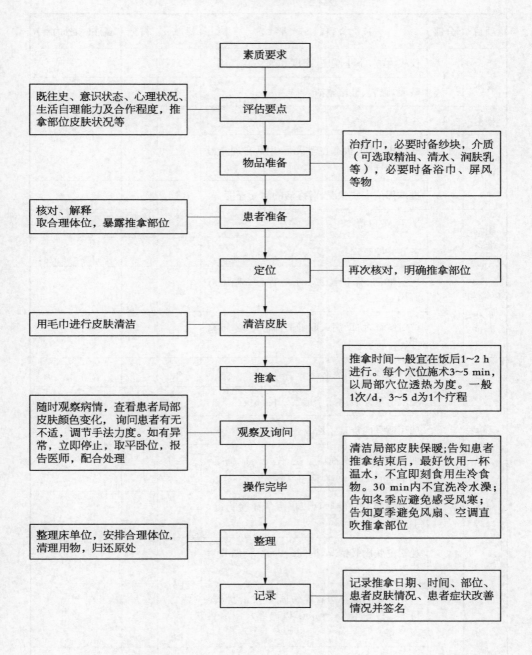

素质要求

↓

既往史、意识状态、心理状况、生活自理能力及合作程度，推拿部位皮肤状况等 → 评估要点

↓

物品准备 → 治疗巾，必要时备纱块，介质（可选取精油、清水、润肤乳等），必要时备浴巾、屏风等物

↓

核对、解释
取合理体位，暴露推拿部位 → 患者准备

↓

定位 → 再次核对，明确推拿部位

↓

用毛巾进行皮肤清洁 → 清洁皮肤

↓

推拿 → 推拿时间一般宜在饭后1~2 h进行。每个穴位施术3~5 min，以局部穴位透热为度。一般1次/d，3~5 d为1个疗程

↓

随时观察病情，查看患者局部皮肤颜色变化，询问患者有无不适，调节手法力度。如有异常，立即停止，取平卧位，报告医师，配合处理 → 观察及询问

↓

操作完毕 → 清洁局部皮肤保暖；告知患者推拿结束后，最好饮用一杯温水，不宜即刻食用生冷食物。30 min内不宜洗冷水澡；告知冬季应避免感受风寒；告知夏季避免风扇、空调直吹推拿部位

↓

整理床单位，安排合理体位，清理用物，归还原处 → 整理

↓

记录 → 记录推拿日期、时间、部位、患者皮肤情况、患者症状改善情况并签名

附录二：经穴推拿技术操作考核评分标准

项目	分值	技 术 操 作 要 求	标准分	得分	备注(扣分内容)
素质要求	4	仪表大方,举止端庄、态度和蔼	2		
		戴表,服装、鞋帽整洁	2		
核对	4	核对医嘱	4		
评估	6	既往史、意识状态心理状况、生活自理能力及合作程度	3		
		推拿部位皮肤状况、对疼痛的耐受程度	3		
用物准备	6	洗手,戴口罩	3		
		备齐并检查用物	3		
环境和病人准备	8	病室整洁、保护隐私、注意保暖、避免对流风	4		
		核对解释,协助病人取舒适体位,暴露推拿部位	4		
操作过程	50	核对医嘱,清洁皮肤	5		
		蘸取适量介质涂抹于选定穴位部位	3		
		选用适宜的推拿手法及强度	5		
		推拿顺序:先头面后手足,先腰背后胸腹,先上肢后下肢,先内侧后外侧	5		
		用力均匀,由轻到重,以病人能耐受为度,单一方向	5		
		观察皮肤出痧情况,询问病人感受,调节手法力度	5		
		经穴推拿时间一般宜在饭后 1～2 h 进行。每个穴位施术 3～5 min,以局部穴位透热为度。一般 1 次/d,3～5 d 为 1 个疗程	8		
		告知相关注意事项	6		

（续表）

项目	分值	技 术 操 作 要 求	标准分	得分	备注(扣分内容)
操作 过程	50	清洁皮肤	2		
		协助病人取舒适体位,整理床单位	3		
		洗手、再次核对	3		
操作后 处置	6	用物按《医疗机构消毒技术规范》处理	2		
		洗手	2		
		记录	2		
评价	6	流程合理、技术熟练、局部皮肤无损伤、询问病人感受	6		
理论 提问	10	经穴推拿的禁忌证	10		
		经穴推拿的临床应用			
本人已知晓扣分原因及正确操作步骤 签名:			得分:		

第三节　小　儿　捏　脊

（一）定义

小儿捏脊疗法是通过捏拿病人督脉，实现经络的良性感传，加之刺激督脉旁开 1.5 寸的膀胱经上有关的腧穴，使胃纳之食物得以运化的一种推拿手法，有调阴阳、理气血和脏腑、通经络、培元气的功效。操作手法可以说是一指禅三指拿捏法的延伸运用，用双手拇指指腹和食（示）指中节，靠拇指的侧面，在小儿的背部皮肤表面循序捏拿、捻动。

（二）常用穴位

1. 头痛：风池、风门、大椎等穴。
2. 高热：风池、风门、大椎、背部督脉及膀胱经等穴。
3. 腰腿痛：阳陵泉、阿是穴等穴。
4. 肩颈痛：肩井、大椎等穴。
5. 咳嗽咳痰：太渊、鱼际、少商等穴。

（三）适应证

适用于半岁以上到 7 岁左右的小儿疳积、消化不良、厌食、腹泻、呕吐、便秘、咳喘、夜啼及日常保健等。

（四）禁忌证

1. 皮肤破损：小儿的后背有疖肿、外伤或是患有某些严重的皮肤病等，导致后背部出现皮肤破损的情况下，不可进行。
2. 心脏病：某些严重的心脏病，捏脊时由于小儿哭闹，可能加重病情或者出现其他意外的情况时，也不可进行。
3. 癫痫、热症及出血性疾病：不可进行小儿捏脊。
4. 神经系统疾病：患有某些先天性神经系统发育不全的疾病，运用捏脊疗法治疗效果不佳,尽量不要进行。

5.6 个月内的新生儿皮肤娇嫩,掌握不好力度容易造成皮肤破损。年龄过大则因为背肌较厚不易提起、穴位点按不到位而影响疗效。

(五) 操作前准备工作

1. 评估

(1) 评估病室环境,温湿度适宜,室温控制在 24～28℃,相对湿度 50％～60％为宜。可根据患儿情况调节温湿度,必要时予屏风遮挡。

(2) 评估既往史、有无出血倾向、心脏病、高热等。

(3) 评估体质及对疼痛的耐受程度。

(4) 评估捏脊部位皮肤情况,有无皮肤破损、疖肿、水肿等。

(5) 评估患儿及家属对捏脊操作的接受程度。

2. 告知

(1) 捏脊的作用、操作方法、局部感觉、可能出现的意外及处理措施,取得患儿家长配合。

(2) 捏脊时间一般为 3～5 min。

(3) 皮肤若出现红疹、瘙痒、水疱、破损等现象,及时告知医务人员。

3. 用物准备:治疗盘、治疗巾、润肤油,必要时屏风、毛毯。

(六) 操作步骤

1. 核对医嘱,协助患儿排空二便,并做好解释。

2. 备齐用物,携至床边。

3. 协助患儿取俯卧位或半俯卧位。

4. 充分暴露背部,注意保暖,必要时屏风遮挡。

5. 捏脊部位为脊背的正中线,两手沿脊背两旁(督脉及两侧膀胱经),由下而上连续地挟提肌肤。边捏边向前推进,从尾骨部起至第 7 颈椎(大椎穴)。

6. 一般操作 6～10 遍,最后 3 遍可实行三捏一提法。即每捏 3 次提 1 下,以背部皮肤红热为度,最后用双手轻揉背部结束。

7. 操作完毕,协助患儿安置舒适体位。

8. 整理用物,洗手,做好记录并签名。

（七）疗程

首次疗程应避免过长时间操作，且操作时手法力度需轻柔。通过一次治疗得到痊愈，则可停止进一步治疗。如症状仍未消退，可 1 次/d，7 d 为 1 个疗程。

（八）用物处理原则

小儿捏脊采用工具时，须遵循一人一用、彻底洗净及消毒的原则。并提倡具备条件的医疗单位将小儿推拿工具提交至消毒供应中心进行统一处理，优先考虑运用机械清洗和高温湿热的消毒方式。纱布一用一丢弃，治疗巾、浴巾一用一消毒。

（瞿 梅 彭 利）

附录一：小儿捏脊技术操作流程图

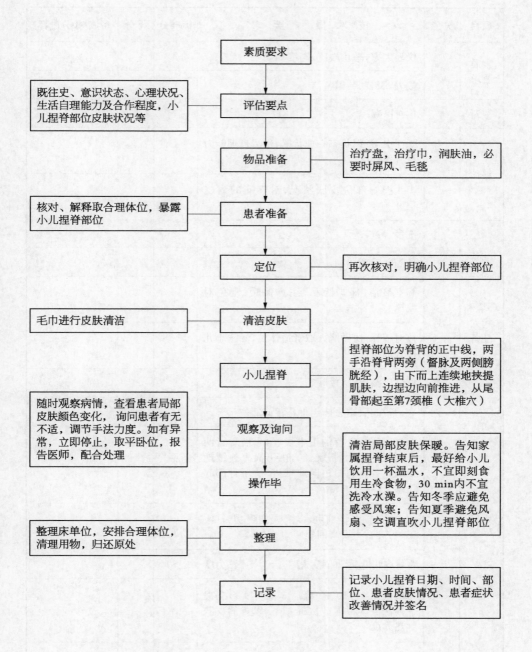

素质要求

既往史、意识状态、心理状况、生活自理能力及合作程度，小儿捏脊部位皮肤状况等 → 评估要点

物品准备 → 治疗盘，治疗巾，润肤油，必要时屏风、毛毯

核对、解释取合理体位，暴露小儿捏脊部位 → 患者准备

定位 → 再次核对，明确小儿捏脊部位

毛巾进行皮肤清洁 → 清洁皮肤

小儿捏脊 → 捏脊部位为脊背的正中线，两手沿脊背两旁（督脉及两侧膀胱经），由下而上连续地挟提肌肤，边捏边向前推进，从尾骨部起至第7颈椎（大椎穴）

随时观察病情，查看患者局部皮肤颜色变化，询问患者有无不适，调节手法力度。如有异常，立即停止，取平卧位，报告医师，配合处理 → 观察及询问

操作毕 → 清洁局部皮肤保暖。告知家属捏脊结束后，最好给小儿饮用一杯温水，不宜即刻食用生冷食物，30 min内不宜洗冷水澡。告知冬季应避免感受风寒；告知夏季避免风扇、空调直吹小儿捏脊部位

整理床单位，安排合理体位，清理用物，归还原处 → 整理

记录 → 记录小儿捏脊日期、时间、部位、患者皮肤情况、患者症状改善情况并签名

附录二：小儿捏脊技术操作考核评分标准

项目	分值	技术操作要求	标准分	得分	备注(扣分内容)
素质要求	4	仪表大方,举止端庄、态度和蔼	2		
		戴表,服装、鞋帽整洁	2		
核对	4	核对医嘱	4		
评估	6	既往史、意识状态心理状况、生活自理能力及合作程度	3		
		小儿捏脊部位皮肤状况、对疼痛的耐受程度	3		
用物准备	6	洗手,戴口罩	3		
		备齐并检查用物	3		
环境和病人准备	8	病室整洁、保护隐私、注意保暖、避免对流风	4		
		核对解释,协助病人取舒适体位,暴露小儿捏脊部位	4		
操作过程	50	核对医嘱,清洁皮肤	5		
		取适量润肤霜涂抹于小儿背部部位	3		
		捏脊部位为脊背的正中线,两手沿脊背两旁(督脉及两侧膀胱经),由下而上连续地挟提肌肤。边捏边向前推进,从尾骨部起至第7颈椎(大椎穴)	7		
		用力均匀,由轻到重,以病人能耐受为度。单一方向,不要来回捏	8		
		观察皮肤情况,询问病人感受,调节手法力度	5		
		一般操作6~10遍,最后3遍可实行三捏一提法。即每捏3次提1下,以背部皮肤红热为度	8		
		告知相关注意事项	6		

（续表）

项目	分值	技术操作要求	标准分	得分	备注(扣分内容)
操作过程	50	清洁皮肤	2		
		协助病人取舒适体位,整理床单位	3		
		洗手、再次核对	3		
操作后处置	6	用物按《医疗机构消毒技术规范》处理	2		
		洗手	2		
		记录	2		
评价	6	流程合理、技术熟练、局部皮肤无损伤、询问病人感受	6		
理论提问	10	小儿捏脊的禁忌证	10		
		小儿捏脊的临床应用			
本人已知晓扣分原因及正确操作步骤 签名:			得分:		

第四节 小儿推拿

（一）定义

小儿推拿是建立在中医学整体观的基础上，以阴阳五行、脏腑经络等学说为理论指导，运用各种手法刺激穴位，使经络通畅、气血流通，以达到调整脏腑功能、治病保健目的的一种方法。

（二）常用穴位或部位

1. 脾经：体质虚弱、食欲不振、肌肉消瘦、消化不良、呕吐、泄泻、伤食、痢疾、便秘、黄疸、痰湿、咳嗽、便血及斑疹隐而不透等症。

2. 胃经：恶心呕吐、烦渴善饥、呃逆、嗳气、吐血衄血、食欲不振、腹胀、口臭、便秘等症。

3. 肺经：风寒感冒、咳嗽、气喘痰鸣、自汗、盗汗、面白、脱肛、遗尿、大便秘结、麻疹不透等症。

4. 小肠：遗尿、尿赤等症。

5. 内八卦：咳喘、呕吐、腹泻等症。

6. 三关：发热、恶寒、无汗等症。

7. 六腑：发热、汗多、便秘等症。

8. 二人上马：牙痛、惊风、腹痛、脱肛等症。

9. 虎口：感冒、牙痛等症。

10. 腹：腹胀、食积、呕吐、腹泻、疳积等症。

11. 肺俞：发热、咳喘等症。

12. 龟尾：腹泻、脱肛、便秘等症。

（三）适应证

适用于出生后至14周岁以下的小儿，治疗范围较广。

1. 呼吸系统病症：如小儿感冒、咳嗽、支气管哮喘等，可以疏通经脉，发汗散热,改善呼吸系统的功能。

2. 消化系统病症:如小儿腹泻、小儿腹痛、小儿呕吐、小儿疳积等,能够促进肠胃蠕动,改善消化系统的功能。

3. 泌尿系统病症:如遗尿、膀胱湿热等,可以改善泌尿系统的功能,促进尿液的正常排泄。

4. 神经系统病症:如惊风、夜啼、小儿麻痹症等,能改善神经系统的功能,促进生长发育。

5. 生长发育相关病症:如生长发育迟缓、个子矮小等情况,通过小儿推拿一定程度上可以改善身高和体质。

(四)禁忌证

1. 皮肤破损、溃疡、烧伤、烫伤或出血的小儿不宜进行推拿,以防感染或加重出血。

2. 小儿若存在严重缺钙的情况,骨折、关节脱位等严重骨骼问题不宜进行推拿,以免加重损伤,需及时就医。

3. 患有高热、急性(烈性)传染病、癌症及危重病症等的小儿,不宜进行推拿,以免加重病情或引发其他并发症。

(五)操作前准备工作

1. 评估

(1)病室环境,室温适宜,保护病人隐私安全。

(2)主要症状、既往史及过敏史。

(3)推拿部位皮肤情况。

(4)小儿配合程度及对疼痛的耐受程度。

2. 告知

(1)操作过程中局部可能出现酸痛的感觉,如有不适及时告知护士。

(2)操作前后注意保暖,可喝温开水,注意保暖。

3. 用物准备:治疗巾,纱布,介质,必要时备浴巾、屏风。

(六)操作步骤

1. 医务人员应着装整洁,必要时戴帽子、口罩,操作前后做好手卫生。

2. 查对医嘱,评估病人,做好解释工作,调节室温。腰腹部推拿时嘱病人排空二便。

3. 备齐用物,携至床旁。

4. 协助病人取合理、舒适体位。

5. 遵医嘱确定推拿部位、选用适宜的手法及强度。

6. 操作时间一般宜在饭后 1～2 h 进行。每个穴位施术 1～2 min,以局部皮肤穴位透热为度。

7. 操作过程中随时询问病人的感受。若有不适,应及时调整手法或停止操作,以防发生意外。

8. 常见疾病推拿部位或穴位

(1) 脾经

位置:在拇指桡侧缘,指尖至指根成一线。或拇指螺纹面。

操作:医者用左手握患儿之左手,同时以拇指、食(示)指捏住患儿拇指,使之微屈,再用右手拇指自患儿拇指尖推向拇指根,称为补脾经;将患儿拇指伸直,自拇指根推向指尖,称为清脾经。来回推之,次数 100～500 次。称为清补脾经。

(2) 胃经

位置:在大鱼际桡侧,赤白肉际处。

操作:用拇指或食指自掌根推向拇指根,次数 100～500 次,称为清胃经;反之为补,称补胃经。

(3) 肺经

位置:无名指末节螺纹面。

操作:用推法,自无名指掌面末节指纹起推至指尖为清,次数 100～500 次。

(4) 小肠

位置:小指尺侧缘。

操作:从小指尖向指根方向直推或反之,推 50 次。

(5) 内八卦

位置:掌心劳宫穴四周。

操作:顺时针或逆时针方向用运法 50 次,掐 3～5 次。

(6) 三关

位置:前臂桡侧缘(太渊穴到曲池穴)。

操作:直推 300 次。

（7）六腑

位置：前臂尺侧缘（神门到少海）。

操作：直推 300 次。

（8）二人上马

位置：手背侧小指与无名指指关节后陷中。

操作：掐 3～5 次，揉 30 次。

（9）虎口

位置：手背侧第一、二掌骨之中，稍偏食指（即合谷穴）。

操作：拿 3～5 次。

（10）腹

位置：腹部。

操作：指摩、掌摩 5～10 min；沿季肋向外分推。

（11）肺俞

位置：第三胸椎棘突旁开 1.5 寸。

操作：按、揉 50 次，或沿肩胛骨内缘自上而下分推 30 次。

（12）龟尾

位置：尾骨端到肛门之间（即长强穴）。

操作：揉、旋推 300 次，掐 3～5 次。

9. 操作结束：协助病人穿衣，采取舒适的卧位，整理床单位。

（七）疗程

首次疗程应避免过长时间操作，且操作时手法力度需轻柔熟练。如病人无不适，症状仍未消退，每日可以进行 1 次推拿，3～7 d 为 1 个疗程，直至病症自然痊愈。

（八）用物处理原则

采用小儿推拿工具时，须遵循一人一用、彻底洗净及消毒的原则。并提倡具备条件的医疗单位将小儿推拿工具提交至消毒供应中心进行统一处理，优先考虑运用机械清洗和高温湿热的消毒方式。纱布一用一丢弃，治疗巾、浴巾一用一消毒。

（瞿 梅 沈 晨）

附录一：小儿推拿技术操作流程图

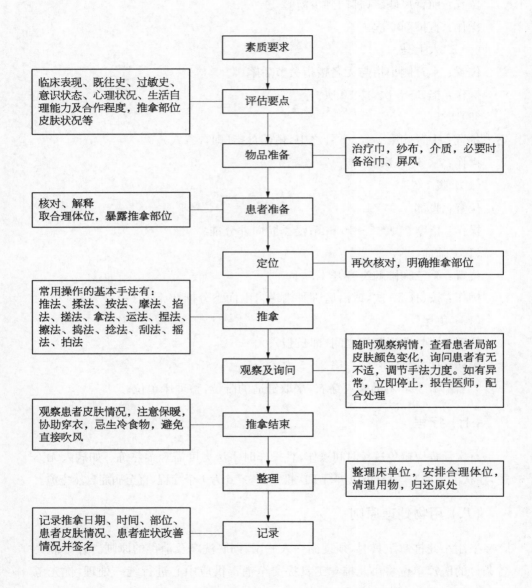

素质要求

临床表现、既往史、过敏史、意识状态、心理状况、生活自理能力及合作程度，推拿部位皮肤状况等 —— 评估要点

物品准备 —— 治疗巾，纱布，介质，必要时备浴巾、屏风

核对、解释
取合理体位，暴露推拿部位 —— 患者准备

定位 —— 再次核对，明确推拿部位

常用操作的基本手法有：推法、揉法、按法、摩法、掐法、搓法、拿法、运法、捏法、擦法、捣法、捻法、刮法、摇法、拍法 —— 推拿

观察及询问 —— 随时观察病情，查看患者局部皮肤颜色变化，询问患者有无不适，调节手法力度。如有异常，立即停止，报告医师，配合处理

观察患者皮肤情况，注意保暖，协助穿衣，忌生冷食物，避免直接吹风 —— 推拿结束

整理 —— 整理床单位，安排合理体位，清理用物，归还原处

记录推拿日期、时间、部位、患者皮肤情况、患者症状改善情况并签名 —— 记录

附录二：小儿推拿技术操作考核评分标准

项目	分值	技 术 操 作 要 求	标准分	得分	备注(扣分内容)
素质要求	4	仪表大方,举止端庄、态度和蔼	2		
		戴表,服装、鞋帽整洁	2		
核对	4	核对医嘱	4		
评估	6	临床表现、既往史、过敏史、意识状态、心理状况、生活自理能力及合作程度	3		
		推拿部位皮肤状况、对疼痛的耐受程度	3		
用物准备	6	洗手,戴口罩	3		
		备齐并检查用物	3		
环境和病人准备	8	病室整洁、光线明亮	2		
		操作者修剪指甲,避免损伤病人皮肤	2		
		核对解释,病人取舒适体位,充分暴露按摩部位,注意保护隐私	4		
操作过程	50	核对医嘱	5		
		遵医嘱确定经络走向与腧穴部位	5		
		正确选择推、揉、按、摩、掐等手法	7		
		力量及摆动幅度均匀	10		
		摆动频率均匀,时间符合要求	7		
		操作中询问病人对手法治疗的感受,及时调整手法及力度	8		
		洗手,再次核对	8		
操作后处置	6	用物按《医疗机构消毒技术规范》处理	2		
		洗手	2		
		记录	2		

（续表）

项目	分值	技 术 操 作 要 求	标准分	得分	备注(扣分内容)
评价	6	流程合理、技术熟练、局部皮肤无损伤、询问病人感受	6		
理论提问	10	小儿推拿的禁忌证	10		
		小儿推拿的临床应用			

本人已知晓扣分原因及正确操作步骤 签名：	得分：

第六章

导 引 技 术

第一节　八段锦

（一）定义

八段锦，是中国的传统保健功法，动作简单易行、功效显著。古人把这套动作比喻为"锦"，意为动作舒展优美，如锦缎般优美、柔顺，又因为功法共为八段，每段一个动作，故名为"八段锦"。八段锦在流传过程中，经过不断的修改至清代光绪初期逐渐定型为七言诀：两手托天理三焦，左右开弓似射雕，调理脾胃须单举，五劳七伤往后瞧，摇头摆尾去心火，两手攀足固肾腰，攒拳怒目增气力，背后七颠百病消。

（二）功效

八段锦可疏通经络、消结化瘀、保津益气、降脂降压，起到畅通气血、疏筋柔体、强体增智的作用。

（三）注意事项

1. 练习中如出现心慌、气短、头晕、身体抖动等不舒服现象，应马上中止练习。

2. 要正确对待可能产生的酸麻疼痛、津液增多、打嗝、刺痒、蚁走感、发热、出汗等感觉或现象，这是练功过程中的正常反应。只要尽量保持放松入静状态，坚持练功就可以了，过一段时间上述感觉会自然消失。

3. 练习时应穿防滑鞋及宽松衣裤。

4. 不宜空腹或饱餐后进行八段锦练习。

5. 病人处于疾病急性期、不稳定期时不宜练习。

6. 高血压有眩晕症的病人不宜练习。

（四）准备工作

1. 操作准备：播放设备，适宜练习的场地。

2. 操作评估

（1）环境开阔，平坦，安静。

（2）主要症状，既往史，生活自理能力评分。

（3）病人是否能理解、接受、配合。

（4）对动作的耐受程度。

（5）进餐时间。

（五）操练步骤

第一式　两手托天理三焦

1. 调身

（1）两足分开与肩同宽，舌抵上腭，气沉丹田，两手由小腹向前伸臂，手心向下向外划弧，顺势转手向下，双手十指交叉于小腹前。

（2）缓缓曲肘沿任脉上拖，当两臂抬至肩、肘、腕相平时，翻掌上拖于头顶，双臂伸直，仰头目视手背，稍停片刻。

（3）松开交叉的双手，自体侧向下划弧慢慢落于小腹前，仍十指交叉，掌心向上，恢复如起式。稍停片刻，再如前反复6～8次。

2. 调息：两手上托时采用逆腹式呼吸法。

动作（1）～（2）吸气。

动作（2）～（3）屏息。

动作（3）呼气。

3. 调心：想象清气从丹田沿任脉上贯通上、中、下三焦，脑清目明。

4. 操作提示：当两臂沿任脉上托至与肩相平时不要耸肩，手臂至头顶上方时稍用力上托，使三焦得以牵拉。

第二式　左右开弓似射雕

1. 调身

（1）两足分开与肩同宽，左足向左横跨一步，双腿屈膝下蹲成马步站桩，两膝做内扣劲，两足做下蹬劲，臀髋呈下坐劲，如骑马背上，两手空握拳，屈肘放于两侧髋部，距髋约一拳许。

（2）两手向前抬起平胸，左臂弯曲为弓手，向左拉至极点，开弓如满月，同时，右手向右伸出为"箭手"，手指作剑诀，顺势转头向右，通过剑指凝视远方，意如弓箭伺机待发，稍停片刻。

（3）将两腿伸直，顺势将两手向下划弧，收回于胸前，再向上向两侧划弧缓缓下落两髋外侧,同时收回左腿,还原为站式;再换右足向右横跨,重复如上动作,如此左右交替 6～8 次。

2. 调息

动作(1)～(2)吸气。

动作(2)～(3)屏息。

动作(3)呼气。

3. 调心:想象气机沿督脉上行至巅顶,转从前向下,向头转同侧的手臂运行,颈椎、胸椎和腰椎牵拉转动;头转向方的肩臂、颈部和胸肋部的肌肉、骨骼、韧带牵拉,同时对心肺进行有节律的按摩。

4. 操作提示:两臂自体侧抬起平胸时身体易出现前后晃动和耸肩,纠正方法是两足抓地,气沉丹田,沉肩坠肘。

第三式　调理脾胃须单举

1. 调身

(1) 两臂下垂,掌心下按,手指向前,成下按式站桩,两手同时向前向内划弧,顺势翻掌向上,指尖相对,在小腹前如提抱式站桩。

(2) 翻掌,掌心向下,左手自左前方缓缓上举,手心上托,指尖同右,至头上左方将臂伸直,同时右手下按,手心向下,指尖向前,上下两手作争力劲。

(3) 还原如起势。

(4) 左手自左上方缓缓下落,右手顺势向上,双手翻掌,手心向上,相接于小腹前。

(5) 还原如起式,如此左右交换,反复作 6～8 次。

2. 调息

动作(1)屏息。

动作(2)吸气。

动作(3)呼气。

动作(4)吸气。

动作(5)呼气。

3. 调心:想象气机以中焦为中心两臂上下对拔争力,贯通两侧的肝经、胆经、脾经、胃经,并使其受到牵引。

4. 操作提示:两臂上下用力时易出现上下用力不均、躯干倾斜等现象,所以操作时尽量用力均匀,保持立身中正。

第四式 五劳七伤往后瞧

1. 调身

(1) 松静站立,两足分开与肩同宽,先将左手劳宫穴贴在小腹下丹田处,右手贴左手背上。

(2) 转头向左肩背后望去。

(3) 稍停片刻,同时将头转向正面。

(4) 再转头向右肩背后望去。

(5) 还原如起式,此交替 6~8 次。

2. 调息

动作(1)配合顺腹式呼吸,吸气使小腹充满。

动作(2)吸气。

动作(3)呼气。

动作(4)吸气。

动作(5)呼气。

3. 调心

(1) 想象内视左足心涌泉穴,以意领气至左足心。

(2) 以意领气,从足心经大腿后面上升到尾闾,再到命门穴。

4. 操作提示:头向左右转动时幅度要一致,与肩齐平,避免脊柱跟着转动。

第五式 摇头摆尾去心火

1. 调身

(1) 松静站立同前,左足向左横开一步成马步,两手反按膝上部,手指向内,臂肘作外撑劲。

(2) 意领气由下丹田至足心。

(3) 同时腰为轴,将躯干摇转至左前方,头与左膝呈一垂线,臀部向右下方作撑劲,目视右足尖,右臂绷直,左臂弯曲,以助腰摆。

(4) 稍停片刻,如此左右腰摆 6~8 次。

2. 调息

动作(1)吸气使小腹充盈。

动作(2)屏息。

动作(3)呼气。

动作(4)屏息。

3. 调心：动作(2)以意领气由下丹田至足心。

4. 操作提示：此式操作时易出现躬腰低头太过,转身角度太过或不及。纠正方法为转动角度头与左右足尖垂直为度,屈膝左右转动幅度一致,大约 90°,腰部要伸展。

第六式　两手攀足固肾腰

1. 调身

(1) 松静站立向前,两腿绷直,两手叉腰,四指向后托肾俞穴。

(2) 上身后仰。

(3) 上体前俯,两手顺势沿膀胱经下至足跟,再向前攀足尖。

(4) 稍停后,缓缓直腰,手提至腰两侧叉腰,如此反复 6~8 次。

2. 调息

动作(1)~(2)吸气。

动作(3)呼气。

动作(4)屏息后吸气。

3. 调心：动作(3)意守涌泉穴。动作(4)以意引气至腰,意守命门穴。

4. 操作提示：操作此式时易出现身体后仰太过,弯腰屈膝现象。纠正方法身体后仰以保持平衡稳固为度,上体前俯时两膝要伸直,向下弯腰的力度可量力而行。

第七式　攒拳怒目增气力

1. 调身

(1) 松静站立如前,左足横出变马步。两手提至腰间半握拳,拳心向上,两拳相距三拳左右,两手环抱如半月状。

(2) 将左拳向左前击出,顺势头稍向左转。过左拳瞪目是目视远方,右拳同时向后拉,使左右臂争力。

(3) 稍停片刻,两拳同时收回原位,松开虚拳,向上划弧经两侧缓缓下落,收回左足还原为站式。如此左右交替 6~8 次。

2. 调息

动作(1)吸气。

动作(2)呼气后屏息。

动作(2)～(3)屏息后吸气。

动作(3)呼气。

3. 调心：动作(1)意守丹田或命门穴。

4. 操作提示：操作此式时易出现耸肩、塌腰、闭目等现象。纠正方法松腰沉胯,沉肩坠肘,气沉丹田,脊柱挺直,怒目圆睁。

第八式　背后七颠百病消

1. 调身

(1) 松静站立如前,膝直足开。两臂自然下垂,肘臂稍作外撑。

(2) 平掌下按,足跟上提。

(3) 足跟下落着地,手掌下垂,全身放松如此反复 6～8 次。

2. 调息

动作(1)屏息。

动作(2)吸气。

动作(3)呼气。

3. 调心：动作(1)意守丹田。动作(2)意念头向上虚顶,气贴于背。

4. 操作提示：足跟提起时注意保持身体平衡,十个脚趾稍分开着地。百会上顶,两手下按,使脊柱尽量得以拔伸。患有脊柱病变者足跟下落要轻,不可用力过重。

（六）疗程

八段锦用于疾病的康复,可柔筋健骨、养气壮力、行气活血、调理脏腑。它能改善神经调节功能,加强血液循环,对腹腔内脏有柔和的按摩作用,激发各系统的功能,纠正人体异常的反应,对疾病有医疗康复作用。可重点练习其中的 1～2 式。每日可练 2 次,每次 15～20 min,3 个月为 1 个疗程。

（瞿　梅　沈　晨）

附录一：八段锦流程图

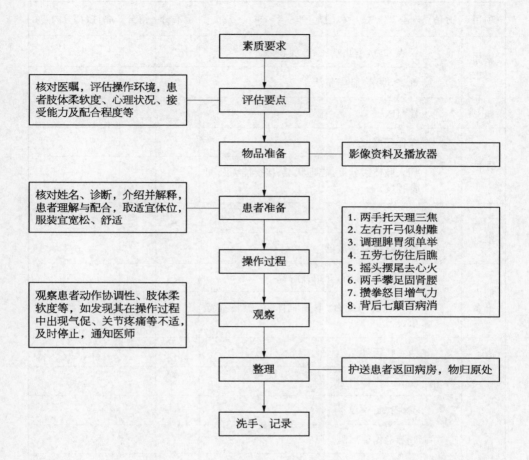

素质要求

核对医嘱，评估操作环境，患者肢体柔软度、心理状况、接受能力及配合程度等 ── 评估要点

物品准备 ── 影像资料及播放器

核对姓名、诊断，介绍并解释，患者理解与配合，取适宜体位，服装宜宽松、舒适 ── 患者准备

操作过程 ──
1. 两手托天理三焦
2. 左右开弓似射雕
3. 调理脾胃须单举
4. 五劳七伤往后瞧
5. 摇头摆尾去心火
6. 两手攀足固肾腰
7. 攒拳怒目增气力
8. 背后七颠百病消

观察患者动作协调性、肢体柔软度等，如发现其在操作过程中出现气促、关节疼痛等不适，及时停止，通知医师 ── 观察

整理 ── 护送患者返回病房，物归原处

洗手、记录

附录二：八段锦考核评分标准

项目	分值	技 术 操 作 要 求	标准分	得分	备注(扣分内容)
素质要求	4	仪表大方,举止端庄、态度和蔼	2		
		戴表,服装、鞋帽整洁	2		
核对	4	核对医嘱	4		
评估	6	操作环境	3		
		病人肢体柔软度、心理状况、接受能力及配合程度	3		
用物准备	6	洗手,戴口罩	3		
		影像资料及播放器	3		
病人准备	8	核对姓名、诊断,介绍并解释	4		
		病人理解与配合,取适宜体位,服装宜宽松、舒适	4		
操作过程	48	两手托天理三焦	6		
		左右开弓似射雕	6		
		调理脾胃须单举	6		
		五劳七伤往后瞧	6		
		摇头摆尾去心火	6		
		两手攀足固肾腰	6		
		攒拳怒目增气力	6		
		背后七颠百病消	6		
观察	6	观察病人动作协调性、肢体柔软度	6		
整理	6	护送病人返回病房,物归原处	6		
记录	2	记录及内容符合要求	2		

（续表）

项目	分值	技　术　操　作　要　求	标准分	得分	备注(扣分内容)
理论提问	10	八段锦的适应证	10		
		八段锦的疗程			
本人已知晓扣分原因及正确操作步骤 签名：			得分：		

第二节　六　字　诀

（一）定义

六字诀是道家吐纳养生法，最早出自陶弘景著的《养性延命录》，通过嘘、呵、呼、呬、吹、嘻的六种长息吐气之法，以牵动脏腑经络气血的运行。

（二）功效

六字诀可调身、调息、调神，形、息、意三者合一，达到强身健体、防病祛病、益寿延年的功效。

（三）禁忌证

1. 严重的呼吸功能不全者。
2. 心血管疾病、严重高血压、恶性肿瘤病人。
3. 体力衰弱的老年人。
4. 严重关节病和骨折的病人。
5. 慢性疾病处于急性加重期。

（四）准备工作

1. 操作准备：播放设备，适宜练习的场地。
2. 操作评估
（1）环境开阔，平坦，安静。
（2）主要症状，既往史，生活自理能力评分。
（3）病人是否能理解、接受、配合。
（4）对动作的耐受程度。
（5）进餐时间。

（五）操练步骤

六字诀的锻炼应注意发音、口型、动作及经络走向四个方面。它们与"三调"

（调息、调身和调心）的操作关系是：发音与口型属调息，动作是调身，关注经络走向属调心。每个字读 6 次后需调息 1 次。

预 备 式

1. 调身：面向东方或南方。

（1）两脚平行站立，约与肩同宽。两膝微屈，头正颈直，下颏微收，竖脊含胸，两臂自然下垂。周身中正，唇齿合拢，舌尖放平，轻贴上腭，目视前下方。

（2）接上式，吸气，两臂从体侧徐徐抬起，手心向下。待手腕与肩平时，以肘为轴转动前臂，手心翻向上。旋臂屈肘使指尖向上，掌心相对，高不过眉。

（3）向中合拢至两掌将要相合时，再向内画弧，两手心转向下，指尖相对，目视前方。

（4）呼气，两手似按球状，由胸前徐徐下落至腹前，两臂自然下垂，恢复预备式。

2. 调息

动作（1）自然呼吸。

动作（2）吸气。

动作（3）屏息。

动作（4）呼气。

3. 调心：头脑要清空，意念平静，想象全身由上而下放松。

4. 操作提示

（1）全身放松，头脑清空，呼吸自然平稳，切忌用力。

（2）应体现出头空、心静、身正、肉松之境界。

（3）后面每变换一个字都从预备式起。

（4）后面每次练功时，预备式可多站一会儿，待体会到松静自然、气血和顺之时再开始练功。

第一式 嘘 字 诀

1. 调身：面向东方或南方。

（1）同"预备式"。

（2）自然吸气，两手由带脉穴处起，两手相对向上提，经章门、期门上升入肺经之中府、云门。

（3）两臂如鸟张翼，手心向上，向左右展开，呼气并念"嘘"字，足大趾轻轻点地，两臂上升，两眼随呼气之势尽力瞪圆。

（4）呼气后，则放松恢复自然吸气。屈臂两手经面前、胸腹前徐徐向下，垂于体侧。

以上动作，可做1个短暂的自然呼吸，稍事休息，再做第2次吐字。如此动作做6次为1遍，然后做1次调息，恢复预备式。

2. 调息

动作（1）自然呼吸。

动作（2）吸气—屏息。

动作（3）呼气并念"嘘"字—屏息。

动作（4）自然呼吸，吸气—屏息—呼气。

3. 调心：意念领肝经之气运行，有以下两种路径。

（1）由足大趾外侧之大敦穴起，沿足背上行。肝经过太冲、中都至膝内侧，再沿大腿内侧上绕阴器达小腹，夹胃脉两旁，属肝，络胆。上行穿过横膈，散布于胸胁间，沿喉咙后面经过上颅骨的上窍，联系于眼球与脑相联络的络脉。复向上行，出额部与督脉会于泥丸宫之内。

（2）另一支脉从肝脏穿过横膈膜而上注于肺，经中府、云门，沿手臂内侧之前缘，达手大拇指内侧的少商穴。

故做嘘字功时，工夫稍长，可能眼有气感，开始发胀。有的人感到刺痛、流泪，大拇指少商穴处感到麻胀，慢慢眼睛明亮，视力逐渐提高。

4. 操作提示：主要指发音口型。

"嘘"字吐气法："嘘"字属牙音，发音吐气时，嘴角后引，槽牙上下平对，中留缝隙，槽牙与舌边亦有缝隙。发声吐气时，气从槽牙间、舌两边的空隙中呼出体外。两臂如鸟张翼，手心向上，向左右展开时口吐"嘘"字音，收掌时鼻吸气，动作与呼吸应协调一致。

第二式 呵 字 诀

1. 调身：面向东方或南方。

（1）同"预备式"。

（2）自然吸气，自冲门穴处起，循脾经上提，至胸部膻中穴处。

（3）两掌向外翻掌，呼气念"呵"字，足大趾点地，掌心向上上托至眼部。两手掌心向里,翻转手心向面,经面前、胸腹前徐徐下落,垂于体侧。

（4）稍事休息,再重复做,本式共吐"呵"字音 6 次。调息,恢复预备式。

2. 调息

动作（1）自然呼吸。

动作（2）吸气—屏息。

动作（3）呼气并念"呵"字—屏息。

动作（4）吸气—自然呼吸后,重复动作（1）～动作（3）。

3. 调心：以意领气,沿脾经运行。

（1）由脾经之井穴隐白上升。脾经循大腿内侧前缘进入腹里,通过脾脏、胃腑,穿过横膈膜流注心中,上夹咽,连舌本入目,上通于脑。

（2）其直行之脉从心系上行至肺部,横出腋下。入心经之首极泉,沿着手臂的内侧后缘上行,经少海、神门、少府等穴直达小指尖端之少冲穴。

故做呵字功时,小指尖、中指尖可能有麻胀感。同时,与心经有关的脏器也可能会有相应的感受。

4. 操作提示："呵"（读 hē ,音同"喝"）,为舌音。

（1）主要指发音口型：口半张,舌尖抵下颚,舌体上拱,两腮稍用力后拉,呼气念"呵"字。

（2）发气吐声时,气从舌与上腭之间缓缓呼出体外,吸气自然。

（3）足大趾轻轻点地；两手掌捧起时鼻吸气,外拨下按时呼气,口吐"呵"字音。

第三式　呼 字 诀

1. 调身：面向东方或南方。

（1）同"预备式"。

（2）两手由冲门穴处起,向上提,至章门穴翻转手心向上。

（3）左手外旋上托至头顶（注意沉肩）,同时右手内旋下按至冲门穴处,呼气念"呼"字,至呼气尽。

（4）吸气,左臂内旋变为掌心向里,从面前下落。同时,右臂回旋变掌心向里上穿,两手在胸前相叠。

（5）左手在外右手在内,两手内旋下按至腹前自然下垂于体侧。目视前下方。

（6）稍事休息，再以同样要领右手上托、左手下按做第 2 次呼字功。如此左右手交替，共做 6 次为 1 遍，调息，恢复预备式。

2. 调息

动作（1）自然呼吸。

动作（2）吸气—屏息。

动作（3）呼气并念"呼"字—屏息。

动作（4）吸气—屏息。

动作（5）呼气—屏息。

动作（6）自然呼吸后，重复动作（1）～动作（5）。

3. 调心

（1）当念"呼"字时，足大趾稍用力，并以意念引经气由足趾内侧之隐白穴起，沿大趾赤白肉际上行。

（2）经气沿脾经过大都、太白、公孙，于内踝上 3 寸胫骨内侧后缘三阴交，再上行过膝，由腿内侧经血海、箕门，上至冲门、府舍入腹内，属脾脏，络胃。夹行咽部连于舌根，散于舌下。经气尚可于舌注入心经之脉，随手势高举之形而直达小指尖端之少冲。念"呼"字的气感与念"呵"字相同的原因也在于此。

4. 操作提示

（1）发音口型：呼，为喉音。撮口如管状，唇圆似筒，舌放平向上微卷，用力前伸。这个口型动作，能牵引冲脉上行之气喷出口外。

（2）吸气自然，呼气念"呼"字，足大趾轻轻点地；两掌向肚脐方向收拢时吸气，两掌向外展开时口吐"呼"字音。

第四式　呬 字 诀

1. 调身：面向东方或南方。

（1）同"预备式"。

（2）吸气自然，两手由腹前向上提，过腹渐转掌心向上，抬至膻中穴时，内旋翻转手心向外成立掌，指尖与喉平。

（3）然后左右展臂宽胸推掌如鸟张翼，开始呼气念"呬"（xì），足大趾轻轻点地，目视前方。

（4）呼气尽，随吸气之势两臂自然下落。

（5）共做 6 次为 1 遍，调息，恢复预备式。

2. 调息

动作(1)自然呼吸。

动作(2)吸气—屏息。

动作(3)呼气并念"啊"字—屏息。

动作(4)吸气—屏息。

动作(5)自然呼吸后,重复动作(1)～动作(4)。

3. 调心

(1) 当念啊(xì)字时,意念引肝经之气由足大趾外侧之大敦穴上升。肝经沿腿的内侧上行入肝,经气由肝的支脉分出流注于肺。从肺系(肺与喉咙相联系的部分)横行出来,经中府、云门,循臂内侧的前缘入尺泽,下寸口经太渊走入鱼际,出拇指尖端之少商穴。

(2) 两臂左右展开时,可能会有气感,以拇指、食指气感较强。

4. 操作提示

(1) 发音口型:"啊"(读 xì,音同"戏")为齿音,发声吐气时,两唇微向后收,上下齿相对,舌尖入两齿缝内,由齿向外发音。或上下门牙对齐,留有狭缝,舌尖轻抵下齿,气从齿间呼出体外。

(2) 吸气自然,呼气念"啊"字。两掌向上时吸气,两掌向外展开时口吐"啊"字音。

第五式　吹　字　诀

1. 调身:面向东方或南方。

(1) 同"预备式"。

(2) 吸气自然,两臂从体侧提起,两手经长强、肾俞向前画弧,沿肾经至俞府穴处,如抱球两臂撑圆。两手指尖相对,两掌前推,随后松腕伸掌,指尖向前,掌心向下。

(3) 身体下蹲,两臂随之下落,呼气念"吹"字,呼气尽时两手落于膝盖上部。在呼气念"吹"字的同时,足五趾抓地,足心空如行泥地,引肾经之气从足心上升。

(4) 下蹲时身体要保持正直,下蹲高度直至不能提肛为止。

(5) 呼气尽,随吸气之势慢慢站起,两臂自然垂于身体两侧。

(6) 稍事休息再做,本式共吐"吹"字音 6 次。调息,恢复预备式。

2. 调息

动作(1)自然呼吸。

动作(2)吸气—屏息。

动作(3)呼气并念"吹"字—屏息。

动作(4)吸气—屏息。

自然呼吸后,重复动作(1)~动作(4)。

3. 调心

(1) 当念"吹"字时,足跟着力,并以意念引肾经之经气从足心涌泉穴上升。肾经经足掌内侧沿内踝骨向后延伸,过三阴交经小腿内侧出腘窝,再沿大腿内侧股部内后缘通向长强、脊柱,入肾脏,下络膀胱。上行之支脉入肝脏,穿横膈膜进入肺中,沿喉咙入舌根部。另一支脉从肺出来入心,流注胸中,与心包经相接,经天池、曲泽、大陵、劳宫到中指尖之中冲穴。

(2) 做吹字功时,可能手心和中指气感较强。

4. 操作提示

(1) 发音口型:吹,为唇音。口微张两嘴角稍向后咧,舌微向上翘并微向后收。发声吐气时,舌体、嘴角向后引,槽牙相对,两唇向两侧拉开收紧,气从喉出后,从舌两边绕舌下,经唇间缓缓呼出体外。

(2) 手提起、撑圆到前推时吸气,手下落并且身体下蹲时呼气。

第六式 嘻 字 诀

1. 调身:面向东方或南方。

(1) 同"预备式"。

(2) 两手如捧物状由体侧耻骨处抬起,过腹至膻中穴处,翻转手心向外。

(3) 呼气念"嘻"字,足四、五趾点地;两手向头部托举,两手心转向上,指尖相对。目视前方。

(4) 呼气尽时,吸气,两臂内旋,两手五指分开由头部循胆经路线而下。拇指经过风池,余四指过侧面部,再过渊腋,以意送至足四趾端之窍阴穴。

(5) 本式共吐"嘻"字音 6 次,调息,恢复预备式。

2. 调息

动作(1)自然呼吸。

动作(2)吸气—屏息。

动作(3)呼气并念"嘻"字—屏息。

动作(4)吸气—屏息。

自然呼吸后，重复动作（1）～动作（4）。

3. 调心

（1）读"嘻"字时，以意领气，出足窍阴、至阴上踝入膀胱经，由小腹处上升，历络下、中、上三焦至胸中转注心包经，由天池、天泉而过曲泽、大陵至劳宫穴，别入三焦经。

（2）吸气时即由手第四指端关冲穴起，沿手臂上升贯肘至肩，走肩井之后，前入缺盆注胸中联络三焦。上行之支穿耳部至耳前，出额角下行至面颊，流注胆经，由风池、渊腋、日月、环跳下至足窍阴穴。

简而言之，意领时，由下而上，再由上而下复归胆腑。

（3）练嘻字功，呼气时无名指气感强，下落时足四趾气感强。这是少阳之气随呼气上升与冲脉并而贯通上下，三焦理气之功能发挥，促进脏腑气血通畅之缘故。

4. 操作提示

（1）发音口型：嘻（音同希），为牙音。两唇微启稍向里扣，上下相对但不闭合，舌微伸而有缩意，舌尖向下，有嬉笑自得之貌、怡然自得之心。

（2）"嘻"为牙音，发声吐气时，舌尖轻抵下齿，嘴角略后引并上翘，槽牙上下轻轻咬合，呼气时使气从槽牙边的空隙中经过时呼出体外。

（3）手提起时吸气，双手托起时呼气念"嘻"字，足四、五趾点地。

（六）疗程

六字诀能强化人体内部组织的功能：通过呼吸导引，充分诱发和调动脏腑的潜在能力来抵抗疾病的侵袭，防止随着人的年龄的增长而出现的过早衰老。每日可练 3 次，每次 15～20 min，3 个月为 1 个疗程。

（唐燕萍　陈燕丽）

附录一：六字诀流程图

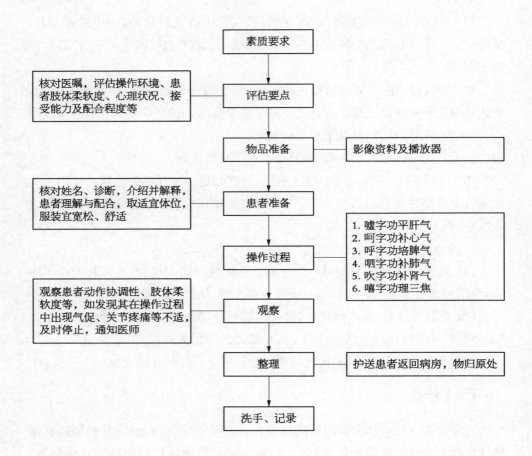

素质要求

核对医嘱，评估操作环境、患者肢体柔软度、心理状况、接受能力及配合程度等 → 评估要点

物品准备 → 影像资料及播放器

核对姓名、诊断，介绍并解释，患者理解与配合，取适宜体位，服装宜宽松、舒适 → 患者准备

操作过程 →
1. 嘘字功平肝气
2. 呵字功补心气
3. 呼字功培脾气
4. 呬字功补肺气
5. 吹字功补肾气
6. 嘻字功理三焦

观察患者动作协调性、肢体柔软度等，如发现其在操作过程中出现气促、关节疼痛等不适，及时停止，通知医师 → 观察

整理 → 护送患者返回病房，物归原处

洗手、记录

附录二：六字诀考核评分标准

项目	分值	技 术 操 作 要 求	标准分	得分	备注(扣分内容)
素质要求	4	仪表大方,举止端庄、态度和蔼	2		
		戴表,服装、鞋帽整洁	2		
核对	4	核对医嘱	4		
评估	6	操作环境	3		
		病人肢体柔软度、心理状况、接受能力及配合程度	3		
用物准备	6	洗手,戴口罩	3		
		影像资料及播放器	3		
病人准备	8	核对姓名、诊断,介绍并解释	4		
		病人理解与配合,取适宜体位,服装宜宽松、舒适	4		
操作过程	48	嘘字功平肝气	8		
		呵字功补心气	8		
		呼字功培脾气	8		
		呬字功补肺气	8		
		吹字功补肾气	8		
		嘻字功理三焦	8		
观察	6	观察病人动作协调性、肢体柔软度	6		
整理	6	护送病人返回病房,物归原处	6		
记录	2	记录及内容符合要求	2		
理论提问	10	六字诀的适应证	10		
		六字诀的疗程			
本人已知晓扣分原因及正确操作步骤 签名：			得分：		

第三节 五禽戏

(一) 定义

五禽戏导引技术是以肢体运动为主,通过模仿虎、鹿、熊、猿、鸟五种动物的动作,辅以呼吸吐纳与意念配合,具有保健强身的一种导引类技术。此导引技术具有动中求静、动静具备、有刚有柔、刚柔相济、内外兼练的特点。该技术以腰为主轴和枢纽,带动上、下肢向各个方向运动,包括前俯、后仰、侧屈、拧转、折叠、提落、开合、缩放等各种不同的姿势。

(二) 功效

五禽戏可以清利头目、增强心肺功能、强壮腰肾、滑利关节,还可增强身体素质、防病治病养身、延年益寿。

(三) 注意事项

1. 护士应根据病人的病情指导其进行锻炼,把握速度、步姿高低、幅度、锻炼时间、锻炼次数。五禽戏运动量较大,应量力而行,切不可勉强。也不宜太累,以出汗为标准。掌握一个原则,练功后感到精神愉快、心情舒畅,肌肉略感酸胀但不感到太疲劳,不妨碍正常的工作和生活。

2. 练功时,需做到神情专注,呼吸均匀,意守丹田,行腹式呼吸,使自己处于胸虚腹实的状态,动作自然。

3. 练功时应穿防滑鞋及宽松衣裤。

4. 用于慢性病的康复治疗时,可练全套,也可选练其中的1~2节。如虎戏可醒脑提神、强壮筋骨。鹿戏可明目聪耳、舒筋活络、滑利关节。熊戏可健腰膝、消胀满。猿戏可提高人体对外界反应的灵敏度,还可防治腰脊痛。鸟戏可增强呼吸功能,提高人体平衡能力。

5. 病人空腹或进餐1 h内不宜进行练习。

6. 病人处于疾病急性期、不稳定期时不宜练习。

7. 高血压有眩晕症的病人不宜练习。

（四）准备工作

1. 操作准备：播放设备，适宜练习的场地。

2. 操作评估

（1）环境开阔、平坦、安静。

（2）主要症状，既往史，生活自理能力评分。

（3）病人是否能理解、接受、配合。

（4）对动作的耐受程度，肢体柔软度。

（5）进餐时间。

（五）操练步骤

预备式　起 势 调 息

1. 两脚并拢，自然伸直。两手自然垂于体侧，胸腹放松。头项正直，下颌微收。舌抵上腭，目视前方。

2. 左脚向左平开一步，稍宽于肩。两膝微屈，松静站立，调息数次，意守丹田。肘微屈，两臂在体前向上、向前平托，与胸同高。两肘下垂外展，两掌向内翻转，并缓慢下按于腹前。

第一戏　虎 戏 （肝）

1. 功效：具有练形与练气的双重功效。虎戏能在外练筋骨的同时增强人体内气，对人体精气神、筋骨髓均有一定的锻炼作用；能充盈肺气、健腰补肾、调节中枢神经系统，对防治精神衰弱、"老慢支"等疾病疗效较显著。

2. 具体操作

（1）第一式：虎举。

1）两手掌心向下，十指撑开。再弯曲成虎爪状，目视两掌。

2）两手外旋，由小指先弯曲，其余四指依次弯曲握拳。两拳沿体前缓慢上提至肩前时，十指撑开。举至头上方再弯曲成虎爪状，目视两掌。两掌外旋握拳，拳心相对，目视两拳。

3）两拳下拉至肩前时，变掌下按沿体前下落至腹前。十指撑开，掌心向下，目视两掌。

(2) 第二式：虎扑。

1) 两手经体侧上提、前伸，上体前俯变虎爪下按至膝部两侧。再上提下扑，换做右势。

2) 注意手形的变化：上提时握空拳前伸，下按时呈虎爪。上提时再变换空拳，下扑时又呈虎爪，速度由慢到快，劲力由柔转刚。

3. 操作提示

(1) "虎戏"要体现虎的威猛。神发于目，虎视眈眈，威生于爪，伸缩有力，神威并重，气势凌人。

(2) 动作变化要做到刚中有柔、柔中生刚、外刚内柔、刚柔相济，具有动如雷霆无阻挡、静如泰山不可摇的气势。

第二戏　鹿　戏（肾）

1. 功效

(1) 能充分伸展与锻炼脊柱，起到舒展筋脉、通调督脉之功效。

(2) 挤压按摩内腑，可增强胃气、促进胃肠蠕动，对慢性泄泻、便秘、前列腺疾患、心血管疾病、"老慢支"等有较好的疗效。

2. 具体操作

(1) 第一式：鹿抵。

1) 两腿微屈，身体重心移至右腿。左脚经右脚内侧向左前方迈步，脚跟着地。同时，身体稍右转，两掌握空拳，向右侧摆起。拳心向下，高与肩平，目随手动视右拳。

2) 身体重心前移，左腿屈膝，脚尖外展踏实，右腿伸直蹬实。同时，身体左转，两掌成"鹿角"，向上、向左、向后划弧。掌心向外，指尖朝后，左臂弯曲外展平伸，肘抵靠左腰侧。右臂举至头前，向左后方伸抵。掌心向外，指尖朝后，目视右脚跟。

3) 身体右转，左脚收回，开步站立。同时，两手向上、向右、向下划弧，两掌握空拳下落于体前，目视前下方。

(2) 第二式：鹿奔。

1) 左脚向前跨一步，屈膝，右腿伸直成左弓步。同时，两手握空拳，向上、向前划弧至体前。屈腕，高与肩平，与肩同宽，拳心向下，目视前方。

2) 身体重心后移，左膝伸直，全脚掌着地，右腿屈膝。低头，弓背，收腹。同时,两臂内旋,两掌前伸,掌背相对,拳变"鹿角"。

3) 身体重心前移,上体抬起,右腿伸直,左腿屈膝,成左弓步。松肩沉肘,两臂外旋,"鹿角"变空拳,高与肩平,拳心向下,目视前方。左脚收回,开步直立,两拳变掌,回落于体侧,目视前方。

3. 操作提示

(1) 鹿喜挺身眺望,好角抵他物,运转尾闾,善奔走,通任、督两脉。

(2) 习练"鹿戏"时,动作要轻盈舒展,神态要安闲雅静。可想象自己置身于群鹿中,在山坡、草原上自由快乐地活动。

第三戏　熊　戏（脾）

1. 功效

(1) 疏肝理气,增强脾胃、肝肾及四肢关节活动的功能。

(2) 对体虚脾弱、慢性胃炎、高血压、胃溃疡、胃下垂、便秘、肾虚腰痛等,有一定治疗作用。

2. 具体操作

(1) 第一式:熊运。

1) 两掌握空拳成"熊掌",拳眼相对,垂手下腹部,目视两拳。以腰、腹为轴,上体做顺时针摇晃。

2) 两拳随之沿右肋部、上腹部、左肋部、下腹部划圆,目随上体摇晃环视。

(2) 第二式:熊晃。

1) 身体重心右移,左髋上提,牵动左脚离地。再微屈左膝,两掌握空拳成"熊掌",目视左前方。

2) 身体重心前移,左脚向左前方落地,全脚掌踏实,脚尖朝前。右腿伸直,身体右转,左臂内旋前靠,左拳摆至左膝前上方,拳心朝左。右掌摆至体后,拳心朝后,目视左前方。

3) 身体左转,重心后坐,右腿屈膝,左腿伸直。拧腰晃肩,带动两臂前后弧形摆动。右拳摆至左膝前上方,拳心朝右;左拳摆至体后,拳心朝后,目视左前方。

4) 身体右转,重心前移,左腿屈膝,右腿伸直。同时,左臂内旋前靠,左拳摆至左膝前上方,拳心朝左;右掌摆至体后,拳心朝后,目视左前方。

3. 操作提示

(1)"熊戏"要表现出熊憨厚沉稳、松静自然的神态。

（2）运势外阴内阳，外动内静，外刚内柔，以意领气，气沉丹田。行步外观笨重拖沓，其实笨中生灵，蕴含内劲，沉稳之中显灵敏。

第四戏 猿 戏（心）

1. 功效

（1）固纳肾气、运行气血、滑利关节，能调节全身的神经系统，增强其协调性。

（2）对神经衰弱、腹泻、便秘以及老年性骨关节病具有一定疗效。

2. 具体操作

（1）第一式：猿提。

1）两掌在体前，手指伸直分开，再屈腕撮拢捏紧成"猿钩"。两掌上提至胸，两肩上耸，收腹提肛。同时，脚跟提起，头向左转，目随头动，视身体左侧。

2）头转正，两肩下沉，松腹落肛，脚跟着地。"猿钩"变掌，掌心向下，目视前方。两掌沿体前下按落于体侧，目视前方。

（2）第二式：猿摘。

1）左脚向左后方退步，脚尖点地，右腿屈膝，重心落于右腿。同时，左臂屈肘，左掌成"猿钩"收至左腰侧，右掌向右前方自然摆起，掌心向下。

2）身体重心后移，左脚踏实，屈膝下蹲，右脚收至左脚内侧，脚尖点地，成右丁步。同时，右掌向下经腹前向左上方划弧至头左侧，掌心对太阳穴，目先随右掌动，再转头注视右前上方。右掌内旋，掌心向下，沿体侧下按至左髋侧，目视右掌。

3）右脚向右前方迈出一大步，左腿蹬伸，身体重心前移，右腿伸直，左脚脚尖点地。同时，右掌经体前向右上方划弧，举至右上侧变"猿钩"，稍高于肩；左掌向前、向上伸举，屈腕撮钩，成采摘势，目视左掌。

4）身体重心后移，左掌由"猿钩"变为"握固"，右手变掌自然回落于体前，虎口朝前。随后，左腿屈膝下蹲，右脚收至左脚内侧，脚尖点地，成右丁步。同时，左臂屈肘收至左耳旁，掌指分开，掌心向上，成托桃状，右掌经体前向左划弧至左肘下捧托，目视左掌。

3. 操作提示

（1）猿生性好动，机智灵敏，善于纵跳，折枝攀树，躲躲闪闪，永不疲倦。

（2）习练"猿戏"时，外练肢体的轻灵敏捷，欲动则如疾风闪电，迅敏机警；内练精神的宁静,欲静则似静月凌空,万籁无声,从而达到"外动内静""动静结合"的境界。

第五戏 鸟 戏 (肺)

1. 功效

(1) 舒肝养血、升清降浊,又能调节心肺、脾胃的功能。

(2) 对高血压、糖尿病、忧郁、焦虑、胆囊炎等具有一定的疗效。

2. 具体操作

(1) 第一式:鸟伸。

1) 两腿微屈下蹲,两掌在腹前相叠。两掌向上举至头前上方,掌心向下,指尖向前。身体微前倾,提肩,缩项,挺胸,塌腰,目视前下方。两腿微屈下蹲,同时两掌相叠下按至腹前,目视两掌。

2) 身体重心右移,右腿蹬直,左腿伸直向后抬起。同时,两掌左右分开,掌成"鸟翅",向体侧后方摆起,掌心向上;抬头,伸颈,挺胸,塌腰,目视前方。

(2) 第二式:鸟飞。

1) 两腿微屈,两掌成"鸟翅"合于腹前,掌心相对,目视前下方。右腿伸直独立,左腿屈膝提起,小腿自然下垂,脚尖朝下。

2) 两掌成展翅状,在体侧平举向上,稍高于肩,掌心向下,目视前方。左脚下落在右脚旁,脚尖着地,两腿微屈。

3) 两掌合于腹前,掌心相对,目视前下方。右腿伸直独立,左腿屈膝提起,小腿自然下垂,脚尖朝下。

4) 两掌经体侧,向上举至头顶上方,掌背相对,指尖向上,目视前方。左脚下落在右脚旁,全脚掌着地,两腿微屈。同时,两掌合于腹前,掌心相对,目视前下方。

3. 操作提示

(1) 鸟戏取形于鹤,鹤是轻盈安详的鸟类,人们对它进行描述时往往寓意着健康长寿。练习时,要表现出鹤的昂然挺拔、悠然自得的神韵,仿效鹤翅飞翔,抑扬开合。

(2) 两臂上提,伸颈运腰,真气上引;两臂下合,含胸松腹,气沉丹田。活跃周身经络,灵活四肢关节。

（六）疗程

五禽戏常用于颈肩综合征、腰肌劳损及软组织损伤、消化不良、腹胀纳呆、便秘腹泻等慢性病的康复治疗,起到协同治疗的目的。3 次/d,每次 15～20 min,3 个月为 1 个疗程。

（唐燕萍　陈燕丽）

附录一：五禽戏流程图

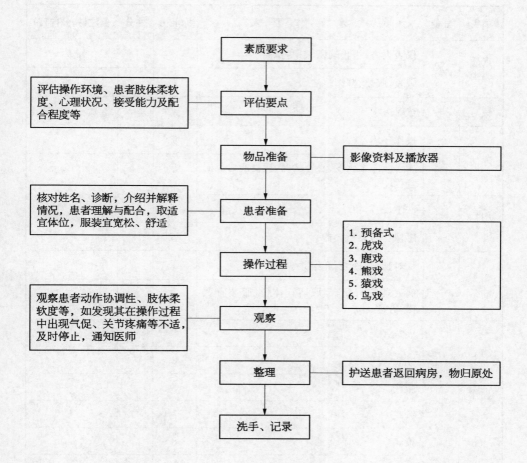

素质要求

评估操作环境、患者肢体柔软度、心理状况、接受能力及配合程度等 —— 评估要点

物品准备 —— 影像资料及播放器

核对姓名、诊断，介绍并解释情况，患者理解与配合，取适宜体位，服装宜宽松、舒适 —— 患者准备

操作过程 ——
1. 预备式
2. 虎戏
3. 鹿戏
4. 熊戏
5. 猿戏
6. 鸟戏

观察患者动作协调性、肢体柔软度等，如发现其在操作过程中出现气促、关节疼痛等不适，及时停止，通知医师 —— 观察

整理 —— 护送患者返回病房，物归原处

洗手、记录

附录二：五禽戏考核评分标准

项目	分值	技 术 操 作 要 求	标准分	得分	备注(扣分内容)
素质要求	4	仪表大方,举止端庄、态度和蔼	2		
		戴表,服装、鞋帽整洁	2		
核对	4	核对医嘱	4		
评估	6	操作环境	3		
		病人肢体柔软度、心理状况、接受能力及配合程度	3		
用物准备	6	洗手,戴口罩	3		
		影像资料及播放器	3		
病人准备	8	核对姓名、诊断,介绍并解释	4		
		病人理解与配合,取适宜体位,服装宜宽松、舒适	4		
操作过程	48	预备式	8		
		虎戏	8		
		鹿戏	8		
		熊戏	8		
		猿戏	8		
		鸟戏	8		
观察	6	观察病人动作协调性、肢体柔软度	6		
整理	6	护送病人返回病房,物归原处	6		
记录	2	记录及时内容符合要求	2		
理论提问	10	五禽戏的适应证	10		
		五禽戏的疗程			
本人已知晓扣分原因及正确操作步骤 签名:			得分:		

第四节　易　筋　经

（一）定义

易筋经相传源自南北朝时期的佛家导引方法。"易"是变易、改变的意思，"筋"指筋骨、肌肉，"经"为方法。"易筋经"就是通过锻炼来强筋健骨、祛病延年的方法。该方法重视姿势、呼吸与意念的协调锻炼，并按人体十二经脉与任督二脉之运行进行练习，尤其重视对心性的修养。

（二）功效

易筋经具有强身健体、疏通经络、调和气血、祛病健身之作用。

（三）禁忌证

1. 严重心血管疾病、严重高血压、恶性肿瘤病人。
2. 婴儿、体力衰弱的老年人。
3. 严重关节病和骨折的病人。

（四）准备工作

1. 操作准备：播放设备，适宜练习的场地。
2. 操作评估
（1）环境开阔，平坦，安静。
（2）主要症状，既往史，生活自理能力评分。
（3）病人是否能理解、接受、配合。
（4）对动作的耐受程度。
（5）进餐时间。

（五）操练步骤

易筋经包括 12 式正功和收式共 13 个部分，其中每一式动作重复次数因人的身体状况不同可有所差异。每一式对姿势动作、呼吸方式和意念状态虽有不同的要求,但总体上应把握道法自然的原则,使调身、调息、调心逐渐地融为一体,祛病延年。

第一式 韦驮献杵

歌诀:立身期正直,环拱手当胸。气定神皆敛,心澄貌亦恭。

1. 调身

(1) 左腿向左横跨一步,两脚距离与肩同宽(两脚平行或呈外八字均可),两手自然下垂。头端正,两目半开半合,平视前方,舌抵上腭。松肩垂肘,含胸拔背,收腹松胯,膝松微屈,足掌踏实,全身放松。

(2) 两手缓慢翻转为掌心向后,慢慢地向前、向上抬起与肩平逐渐变为立掌向胸前靠拢,两掌心相对,缓缓屈肘。

(3) 两拇指少商穴轻轻接触,合十当胸,指尖向上,松肩沉肘。

2. 调息

练调身(1)自然呼吸,逐渐使呼吸缓、慢、深、细、匀、长,调息3～6次。

练调身(2)～调身(3)时深吸气。

练调身(3)姿势定位后开始呼气,然后逐渐变为腹式呼吸,在自然的基础上使呼吸缓、慢、深、细、匀、长,调息3～6次。

3. 调心

练调身(1)时心境澄清,神意内敛。

练调身(2)时,意念专注于动作、姿势。

练调身(3)时,自觉全身气脉流动后,意念随呼吸在吸气时导引气从指尖而出,进入鼻内,下沉丹田。呼气时,意念气从下丹田上胸,循手三阴经入掌贯指。

4. 操作提示:动作宜缓慢,配合柔和的自然呼吸,目光注视前方,视而不见。曲腕立掌稍用力,意念要淡,似有若无。

第二式 横担降魔杵

歌诀:足趾挂地,两手平开。心平气静,目瞪口呆。

1. 调身

(1) 接上式,两掌慢慢向左右分开,至肩肘腕平,掌心向下,成"一"字形。同时,足跟微微抬起,脚尖点地(功夫深了只用拇趾点地)。

(2) 凝神贯注前方,含胸拔背,收腹松胯,舌抵上腭。

2. 调息

练调身(1)时自然呼吸。

练调身(2)时用腹式呼吸。

3. 调心

练调身(1)时随着动作意念自然集中于两掌内劳宫穴及足趾部。

练调身(2)时,在吸气时意念集中于劳穴,呼气时意念集中于足拇趾大敦穴。

4. 操作提示:足跟抬起,脚尖点地时要控制身体平衡,可将脚趾分开后再抬脚跟。

第三式　掌托天门

歌诀:掌托天门目上观,足尖着地立身端。身周腿胁浑如植,咬紧牙关不放宽。

　　　舌下生津将腭抵,鼻中调息将心安。两拳缓缓收回处,用力还将挟重看。

1. 调身

(1) 接上式,两手从左右缓缓向上做弧形上举,将阴掌变成阳掌。掌心向上,指尖相对,直对天门(前发际上 2 寸),做托天状。同时,两足跟提起,微微向外分开,足尖着地,闭住会阴穴,放开膀胱经之会阳穴。

(2) 牙关咬紧,舌抵上腭,两目用内视法,通过天门,注视两手掌之间。

(3) 两手握拳,两臂顺原来路线缓缓下降至"横担降魔杵"的架子。

2. 调息

练调身(1)时自然呼吸。

练调身(2)时用腹式呼吸。开始可用鼻吸口呼,后改为鼻吸鼻呼,气沉丹田。呼吸细匀长缓,绵绵不断。

练调身(3)时自然呼吸。

3. 调心

练调身(1)时专注于动作和姿势。

练调身(2)时吸气时意守丹田,呼气时将意念逐渐转入两掌之间,感觉气脉运行时,则以意随气。

练调身(3)时意念放松,似有若无。

4. 操作提示:两手掌心向下,指尖向外是为阴掌;两手掌心向上,是为阳掌。

第四式 摘 星 换 斗

歌诀：只手擎天掌覆头，更从掌内注双眸。鼻吸口呼频调息，用力收回左右眸。

1. 调身

（1）接上式，右手向右上方缓缓高举，离前额约一拳。同时，左手放下，并反手以手背贴于左侧腰眼部。

（2）两目注视右手之内劳宫穴。

（3）左手高举，右手放下，右手背贴于右侧腰眼处，两目注视左手内劳宫穴。

2. 调息

练调身（1）时自然呼吸。

练调身（2）时用腹式呼吸，把息调匀。开始可用鼻吸口呼，后改为鼻吸鼻呼，气沉丹田。呼吸细匀长缓，绵绵不断。

练调身（3）时呼吸同前两者。

3. 调心

练调身（1）时专注于动作和姿势，意念要淡。

练调身（2）时意念注视高举之手的劳宫穴，并将内劳宫、两眼与在腰眼处之手背的外劳宫穴用意念连成一条气线，随着呼吸的吐纳，腰眼发生一凸一凹的运动。

练调身（3）时意念同前两者。

4. 操作提示：在呼气时注意内劳宫，吸气时注意下边手的外劳宫。意念内劳宫、眼睛、腰眼随着这种凸凹开合的动作，做微微运动。

第五式 倒拽九牛尾

歌诀：两腿前弓后箭，小腹运气空松。用意存于两膀，擒拿内视双瞳。

1. 调身

（1）接上式。右手从腰眼离开，微向下垂，顺势变成阴掌向右前方抄去，至与肩相平。五指撮拢成"擒拿手"状，腕微屈，指尖朝上向外，劲蓄袖底。同时，右腿跨前弯曲，左腿伸直，成前弓后箭步。左手也同时放下，向左后方抄去。

（2）右手与额同高，左手与左箭腿成15°。

（3）右脚不动，左脚向左前方跨出换为左弓右箭步。左手反折抄向左前方，右手收回伸向右后方，动作要领同前。

2. 调息

练调身（1）时自然呼吸。

练调身（2）时可用鼻吸口呼法。

练调身（3）时呼吸同前两者。

3. 调心

练调身（1）时专注于动作和姿势。

练调身（2）时想象两手拉成一条线，似拽牛尾巴之状。吸气时，两眼内视前伸之手，向后倒拽；呼气时，两眼内视后伸之手，向前顺牵。

练调身（3）时意念同前两者。

4. 操作提示：前牵后拽时，与少腹丹田的气运开合相应运动着。两腿和腰、背、肩、肘等身段各部，亦都随着倒拽和前牵的韵味相应地颤动。如此反复操作3～5次。

第六式　出　爪　亮　翅

歌诀：挺身兼怒目，推窗望月来。排山还海汐，随息七徘徊。

1. 调身

（1）接上式，借前手向后倒拽之势，前腿后收，两脚并拢，两手收回。掌指翘立笔直，掌心向外，变成"排山掌"，放于胸胁部待势。

（2）两手以"排山掌"向前缓缓推出。开始前推，轻如推窗，推至肩肘腕平时，五指用力外分。身体直立闭息，两目张开，不可瞬动眨眼，平直地望着前面，集中心念，观看两掌。

（3）再把"排山掌"缓缓向胸胁内收，贴于左右两侧胸胁处。

（4）如此反复做7次。

2. 调息

练调身（1）时自然呼吸。

练调身（2）向前推掌时，配合呼气，推至极点时微停息。

练调身（3）时吸气。

练调身（4）时呼吸重复调身（2）与调身（3）。

3. 调心

练调身（2）向前推掌时，配合呼气，开始时轻轻用力，前推至极点，则重如排山。

练调身(3)收回时吸气,意念集中于两掌中间。

4. 操作提示:随向前推掌,五指慢慢外分,掌指翘立笔直,产生麻热感;两掌向胸胁收回,五指自然伸直并拢。

第七式　九鬼拔马刀

歌诀:侧首屈肱,抱头拔耳。右腋开阳,左阴闭死。

　　　右撼昆仑,左贴胛脊。左右轮回,直身攀举。

1. 调身

(1) 接上式,右手向上提,朝脑后做圆周运动。用掌心贴枕部"玉枕关",用食、中、无名三指轻轻夹拉左耳的上部尖端(在两耳尖端,把耳轮折卷,有折缝处),肩肘相平,右腋张开;左手向左方画弧,反手以手背贴于脊部两肩胛间,左腋紧闭。

(2) 右手放下,反手提起,以手背贴于两肩胛间。同时,左手提至脑后,用掌心贴在玉枕关,手指轻轻压拉右耳。左腋张开,右腋紧闭。

2. 调息

练调身(1)过程中自然呼吸,定势后采用鼻吸鼻呼腹式呼吸。

练调身(2)时呼吸同调身(1)。

3. 调心

练调身(1)上肢运动过程中,意念专注于动作和姿势。

定势后吸气时,意念集中在抱头攀耳之手的肘尖,微微拔牵,头颈同时与掌相应地运动。呼气时意念集中在贴于背部手背的外劳宫穴,气沉丹田。

4. 操作提示:左右反复6~7次。

第八式　三盘落地

歌诀:上腭抵尖舌,张眸又咬牙。开裆骑马式,双手按兼拿。

　　　两掌翻阳起,千斤仿佛加,口呼鼻吸气,蹲足莫稍斜。

1. 调身

(1) 接上式。两手向左右平伸,肩肘腕相平,成"一"字形,掌心向下。同时,左足向左跨一大步,两脚的距离大约二尺五寸(83.3 cm,人高矮不同,可略大或略小些)。

(2) 两膝弯曲慢慢下蹲成骑马裆势,含胸拔背,至大腿与小腿成90°为标准。

两腿下蹲的同时,两阴掌亦缓缓下按,按压至与膝相平为止。动作缓慢,稳稳用力,舌抵上腭,两眼睁大。

(3) 将下按之掌翻转为阳掌,如托重物之状,随两腿的慢慢伸直一起上升,与胸相平为止。

(4) 反复操作3~5次。

2. 调息

操作(1)时自然呼吸。

操作(2)时以口呼气。

操作(3)时以鼻吸气,气沉于丹田。

3. 调心

(1) 意念集中于两手掌。

(2) 上升时意念两手像托拿沉重的东西。

4. 操作提示

(1) 下蹲时,松腰、裹臀,两掌如负重物;起身时,两掌如托千斤重物。年老和体弱者下蹲深度可灵活掌握,年轻体健者可半蹲或全蹲。

(2) 下蹲与起身时,上体始终保持正直,不应前俯或后仰。瞪眼闭口时,舌抵上腭,身体中正安舒。

第九式 青 龙 探 爪

歌诀:青龙探爪,左从右出。左掌纠行,蹻傍胁部。

右爪乘风,云门左露。气周肩背,扭腰转腹。

调息微嘘,龙降虎伏。

1. 调身

(1) 接上式。左脚向内收回,至与肩等宽。

(2) 左手翻掌向下,变成阴掌"龙探爪"(五个手指的末节指间关节屈曲,掌心空而圆),用腰之劲运动,左肘尖领先,向左后方缩去;同时右掌也翻转向下,变成阴掌"龙探爪",借左掌后伸的姿势,右掌如乘风破浪一般朝左侧面探爪。将左期门穴、云门穴放开,右边的期门穴、云门穴闭着。随着左掌后缩,右掌左探,腰部、腹部相应地扭转,同时要放得很松,才能将"带脉"锻炼得柔韧如丝,松紧合度。

(3) 左探爪做完,再向右缩、右探。向左右探爪时,要同时微微发出"嘘"音相配合,头颈亦跟随左探、右探动作转动。

2. 调息：用鼻吸口呼法。左缩左探或右缩右探的过程中吸气，缩探至尽处呼气，口念"嘘"字。

3. 调心：左缩左探或右缩右探的过程中，将吸入的气缓缓送入丹田。手十指末节指间关节轻轻一抓时，意念集中于两手掌。

4. 操作提示：伸臂探"爪"，下按划弧，力注肩背，动作自然、协调，一气呵成。目随"爪"走，意存"爪"心。年老和体弱者前俯下按或划弧时，可根据自身状况调整幅度。

第十式 卧虎扑食

歌诀：两足分蹲身似倾，左弓右箭腿相更。昂头胸作探前势，翘尾朝天掉换行。

呼吸调匀均出入，指尖着地赖支撑。还将腰背偃低下，顺势收身复立平。

1. 调身

(1) 接上式。随即抬起右脚，向右前方跨进一步，成右弓左箭步。同时，两手向前，五指着地，掌心悬空(初练可用整个手掌着地)，头向上略抬。

(2) 下俯，臀部慢慢向后收，两目平视，腰部放松，似虎扑食之准备动作。

(3) 头昂起，前胸以低势(约离地4寸，13.3 cm)，头、腰、臀、四肢呈波浪形向前运动，似向前扑食之状，目视前方。至前臂呈垂直时，胸稍停，再收回。如此反复3～5次，最后还原成右弓左箭步。

(4) 收回站起，再以同法变左弓右箭步，照前法做足次数。还原成弓箭步后改站立位(两脚与肩等宽)。

2. 调息：呼吸用鼻吸口呼法，撑起、后缩吸气；下俯、前冲呼气。

3. 调心：两手扶地，变前弓后箭步时，用意调匀呼吸。意念凝注前方，有向前扑捉之感。

4. 操作提示：用躯干的蠕动带动双手前扑绕环。抬头、瞪目时，力达指尖，腰背部成反弓形。年老和体弱者可根据自身状况调整动作幅度。

第十一式 打躬击鼓

歌诀：两掌持后脑，躬腰至膝前。头垂探胯下，口紧咬牙关。

舌尖微抵腭，两肘对手弯。按耳鸣天鼓，八音奏管弦。

1. 调身

(1) 接上式，两脚与肩宽，立正站直，待势。

(2) 两手抱头,掌心按耳,两掌的中指尖微微接触,指头贴在"玉枕关"处。两肘屈曲,肘与肩平行。摆好姿势后,食指击打"玉枕关"频频敲击,耳中发出"隆隆"的响声,称之为"鸣天鼓"。

(3) 鸣天鼓之后,双手抱头,慢慢俯身弯腰,将头向两膝的空当中间弯垂下去。以不能再垂弯为度,两腿挺直,腰胯放松,舌抵上腭,咬紧牙关,两目从胯裆中观看身后的天际。

(4) 随即慢慢直立起来,还原全身笔直的架子,再度"鸣天鼓"与下弯。反复做3~5 次。然后站立正直接下势。

2. 调息:用鼻吸鼻呼法,在弯腰、直立过程中慢慢地微闭口呼吸(久练后可闭住呼吸,直立起来)。

3. 调心:弯腰时意注丹田,直立时意注两手掌。

4. 操作提示:身体前俯弯腰时,动作要缓慢,量力而行,动作不可过猛。患有脑血管病者慎做此势。

第十二式 掉尾摇头

歌诀:膝直膀伸,推手及地。瞪目摇头,宁神一志。

　　　　直起顿足,伸肱直臂。左右七次,功课完毕。

　　　　祛病延年,无上三昧。

1. 调身:向下弯腰时量力而行,两掌不能及地也可。患有脑血管病者慎做此节。

(1) 接上式,将两手从脑后向正前方推出去,使两臂伸直,与肩相平,掌心向下。

(2) 将两掌十指交叉扣起,掌心向地,慢慢向胸前收拢。至与胸两拳远时弯腰,随即慢慢下推及地,两腿挺直。仍保持弯腰姿势,再向前、左、右各推一下,头亦随之摇摆。

(3) 再缓缓伸腰,两掌同时上提,双掌松开。

2. 调息:自然呼吸。

3. 调心:在推掌及地时意念集中在两掌心,直立时意念集中于鼻尖。

4. 操作提示

(1) 转头扭臀时,头与臀部做相向运动。高血压、颈椎病病人和年老体弱者,头部动作应小而轻缓。

(2) 应根据自身情况调整身体前屈和臀部扭动的幅度和次数。配合动作,自然呼吸,意念专一。

第十三式 收 式

1. 调身

（1）接上式，两手竖掌向前推出，两脚跟微微提起，前脚掌着地。

（2）两手掌逐渐向外翻，至肩、肘、腕平时，掌心向外，画弧向两侧。翻掌提至腋下，掌心向上，两脚跟同时落地，脚掌提起。

（3）然后再推出，反复共 7 次。

（4）最后恢复至"第一式 韦驮献杵"收式。

2. 调息

练动作（1）时自然呼气。

练动作（2）时自然吸气。

3. 调心

练动作（1）、动作（2）时意念专注于动作姿势。

练动作（4）时意想自身之气与天地分离，收归自身，下沉丹田。

（六）疗程

易筋经具有疏通经络、调和气血、祛病健身之作用。每天可练 2～3 次，每次 30 min 左右，3 个月为 1 个疗程。

（唐燕萍 汤剑斌）

附录一：易筋经流程图

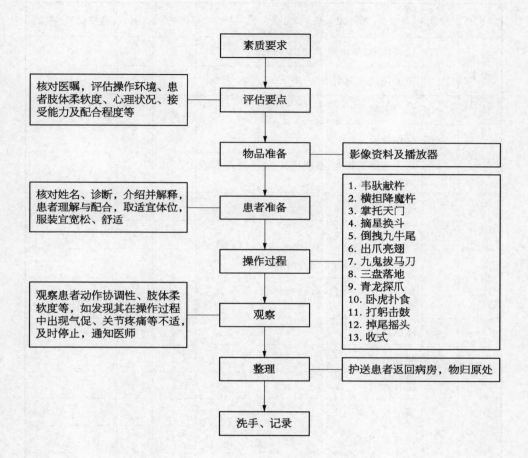

素质要求

核对医嘱，评估操作环境、患者肢体柔软度、心理状况、接受能力及配合程度等 → 评估要点

物品准备 → 影像资料及播放器

核对姓名、诊断，介绍并解释，患者理解与配合，取适宜体位，服装宜宽松、舒适 → 患者准备

操作过程 →
1. 韦驮献杵
2. 横担降魔杵
3. 掌托天门
4. 摘星换斗
5. 倒拽九牛尾
6. 出爪亮翅
7. 九鬼拔马刀
8. 三盘落地
9. 青龙探爪
10. 卧虎扑食
11. 打躬击鼓
12. 掉尾摇头
13. 收式

观察患者动作协调性、肢体柔软度等，如发现其在操作过程中出现气促、关节疼痛等不适，及时停止，通知医师 → 观察

整理 → 护送患者返回病房，物归原处

洗手、记录

附录二：易筋经考核评分标准

项目	分值	技 术 操 作 要 求	标准分	得分	备注(扣分内容)
素质要求	4	仪表大方,举止端庄、态度和蔼	2		
		戴表,服装、鞋帽整洁	2		
核对	4	核对医嘱	4		
评估	6	操作环境	3		
		病人肢体柔软度、心理状况、接受能力及配合程度	3		
用物准备	6	洗手,戴口罩	3		
		影像资料及播放器	3		
病人准备	8	核对姓名、诊断,介绍并解释	4		
		病人理解与配合,取适宜体位,服装宜宽松、舒适	4		
操作过程	52	韦驮献杵	4		
		横担降魔杵	4		
		掌托天门	4		
		摘星换斗	4		
		倒拽九牛尾	4		
		出爪亮翅	4		
		九鬼拔马刀	4		
		三盘落地	4		
		青龙探爪	4		
		卧虎扑食	4		
		打躬击鼓	4		
		掉尾摇头	4		
		收式	4		

（续表）

项目	分值	技 术 操 作 要 求	标准分	得分	备注(扣分内容)
观察	4	观察病人动作协调性、肢体柔软度	4		
整理	4	护送病人返回病房，物归原处	4		
记录	2	记录及内容符合要求	2		
理论提问	10	易筋经的适应证 易筋经的疗程	10		
本人已知晓扣分原因及正确操作步骤 签名：			得分：		

第五节　太　极　拳

(一) 定义

太极拳,是中国的传统保健功法,太极拳是以中国儒、道哲学中的太极、阴阳理念为核心思想,结合中医学等形成的一种内外兼修、刚柔相济,集颐养性情、强身健体等多种功能为一体的中国传统拳术。

(二) 功效

1. 太极拳具有平衡阴阳、调理气血、疏通经络、调理脏腑等作用。

2. 太极拳练习中强调意、气、形、神的锻炼,对人体健康与和谐发展起着重要的促进作用。

3. 长期练习太极拳,可以增强神经系统灵敏性、畅通全身经络气血、防治各类慢性疾病、提高心肺功能、提高平衡性和柔韧性、增强身体免疫力、放松身心、改变不良情绪、调节心理压力等。

(三) 注意事项

1. 打太极拳要衣着宽松:上衣和裤子不宜穿得过紧,裤带也要扣得宽紧适度;鞋子要穿得舒适,不宜穿太紧或太宽松的鞋子。

2. 选择好锻炼场所:春、夏、秋季最好在庭院、走廊、公园、树林、河边、空场等空气清新和安静的场所。在户外习练太极拳时,要避免在过堂风、大风、雾、雨、烟尘中进行。选择好的场地,可以帮助快速入静,能全神贯注练习,提高太极境界的同时,也提升自身修为。

3. 遵循动作规范,量力而行:如在练习太极拳过程中,无论弓步或下蹲时,膝盖都要保持不超过脚尖,不可过度扭拧。中老年人不可拳架过低,也不可强下腰、猛下蹲、硬压腿、强劈叉等,以防伤膝及腰腿扭伤。初次学习太极拳的中老年人,常会感到两腿酸疼。每次锻炼的时间、次数应因人制宜,身体健康的可以练一遍或几遍太极拳;体弱的可做一组或几组动作,也可以练几个动作,主要应视自身的实际情况酌定。

4. 循序渐进,持之以恒:练习太极拳不可能一蹴而就,贵在坚持。切不可急于求成,否则练不出武术,反伤自身元气。

5. 速度要均匀:太极拳时宜慢不宜快,从慢上练功夫。打基础,先把动作学会,把要领掌握好。熟练以后,不论速度稍快或稍慢,都要从头到尾保持均匀。

6. 架势高低均衡:初学时架势可以高一点,也可低一点,但在起势时就要确定高低程度,以后整套动作,要大体上保持同样的高度(除"下势"以外)。体弱者采用高一点的架势练习,随着动作的熟练和体质的增强,再练中型架势或低一些的架势。年高体弱的,可采取姿势较高的小架子,尤其患有高血压、心脏病者,在做"分腿""踢腿""下势"等动作时,千万不要用力抬腿或下蹲。

7. 饭前或饭后 1～1.5 h 运动为佳,以免对消化系统造成不良影响。运动前需进行 5～10 min 热身,以免肌肉拉伤。

(四) 准备工作

1. 操作准备:播放设备,适宜练习的场地。

2. 操作评估

(1) 环境开阔,平坦,安静。

(2) 主要症状,既往史,生活自理能力评分。

(3) 病人是否能理解,接受,配合。

(4) 对动作的耐受程度。

(5) 进餐时间。

(五) 操练步骤

第一式　起　　势

1. 预备式

(1) 两脚并拢,自然直立,悬顶竖颈,松肩垂臂,含胸拔背。

(2) 思想放松、心情平静,注意力集中 1 min。

2. 两脚开立:重心右移,左脚缓缓离地约半拳高,向左侧行半步再着地,重心回移中线。

3. 两臂前举:两臂缓举与肩同高、同宽,手心向下。

4. 屈膝按掌:上体保持端正,两腿屈膝下蹲。同时,两掌下按于腰腹前。整个起势均要两眼平视前方。

第二式　左右野马分鬃

1. 收脚抱球：上体微右转，重心缓移至右腿。同时，右手向上、向右向左划半圆弧，左手相对向上、向右划半圆弧，使两臂成抱球状，掌心相对。左脚提起收于右脚内成左丁步，眼看右手。

2. 转体迈步：在上式基础上，上体向左缓慢转约 30°，同时左脚向左前方跨一步，脚跟着地，眼看左前方。同时，右手向右下方，左手向左上方逐渐分开，身体逐渐向左移。

3. 弓步分手：在上式基础上，右脚全脚着地，并以脚掌为轴、脚跟向外转，身体重心逐步前移，成左弓步。左手运至左前方与眼平，右手落右胯旁，掌心向下，指尖朝前，眼平视左前方，完成左分鬃。要点：上体正直，后腿微曲，呼吸自然。

4. 后坐翘脚：上体逐步后坐，将重心移至右腿。两膝微屈，左脚尖上翘，眼看左手。

5. 收脚抱球：动作与 1（左分鬃）同，但方向相反。逐步使身体在左前方成抱球状，重心左实右虚。

6. 转体迈步：身体缓缓向右转，右脚向右前方跨步，脚跟着地，眼看左手。同时，右手向右上，左手向左下方划弧分开。

7. 弓步分手：在上式基础上，重心前移、形成右弓步。右手运至右前方，高与眼平。左手落于左胯侧，眼看右手。完成右分鬃。

8. 后坐翘脚：再做一次左分鬃。身体微后坐，使右脚尖稍向外转，重心移至右脚。

9. 收脚抱球：上体微右转，重心缓移至右腿。同时，右手向上、向右向左划半圆弧，左手相对向上、向右划半圆弧，使两臂成抱球状，掌心相对。左脚提起收于右脚内成左丁步，眼看右手。

10. 转身迈步：在上式基础上，上体向左缓慢转约 30°，左脚向左前方跨一步，脚跟着地，眼看左前方。同时，右手向右下方，左手向左上方逐渐分开，身体逐渐向左移。

11. 弓步分手：在上式基础上，右脚全脚着地，并以脚掌为轴、脚跟向外转，身体重心逐步前移，成左弓步。左手运至左前方与眼平，右手落右胯旁，掌心向下，指尖朝前，眼平视左前方。完成左分鬃。

12. 要点

（1）以上动作 5、6、7 与左分鬃动作 1、2、3 同，但动作方向相反。

（2）野马分鬃共做 3 个，动作 1、3 为左方向，动作 2 为右方向。上体保持放松正直，不前俯后仰，上下肢动作协调一致，动作舒展圆缓。

第三式　白鹤亮翅

1. 跟步抱球：上体微左转，左手翻掌向下，左臂平屈胸前，重心移至左脚，右脚向前跟半步，位于左脚内侧后约两拳处。同时，右手向前左上划弧，掌心向上，呈左前方抱球状，眼看左手。

2. 后坐转体：落实右脚，上体后坐，重心移至右腿，腿微屈，身体转向右前方。两手微合后向掌心方向运动，右手上托，左掌下按。

3. 虚步分手：两手继续上下分开，身体再微向左转，面向正前方。最后右手上举于右前方，指尖略高于头，掌心向左。左手落于左胯旁约 3 拳处，掌心向下，指尖向前，眼平视正前方。

4. 要点：上体舒展正直，忌挺胸翘臀，上下肢动作要协调。

第四式　左右搂膝拗步

1. 转体绕臂：身体微向左又向右转，重心渐移至右腿。右手先向前下方作右胯方向运动，掌心斜向上，并向右上方运动。左手由下而上、由外向内划弧绕于左肩前，眼看左手。

2. 收脚运臂：随着身体右转，将左脚收于右腿内侧、脚尖点地成虚步。同时，右臂由右胯划弧至右上方，与耳同高，掌心斜向上。左手继续划弧落于右胸前、掌心斜向下，眼看右手。

3. 弓步搂推：上体左转，左脚前跨一步，脚跟先着地，呈左弓步。与此同时，左手向下经左膝前搂过落于左胯旁，右掌经耳侧向前推出于右前方呈立掌，与鼻同高，眼看右手，完成左搂膝拗步。

4. 转体后坐：重心后移至右腿，上体后坐，左脚尖上翘，外旋约一拳宽。右前臂向胸前收拢，掌心向左斜前方。左手随体转向外划弧，掌心由向下渐转至向斜上方，眼看右手。

5. 收脚运臂：动作同 2，但左右方向相反。

6. 弓步搂推：动作同 3，但左右方向相反。

7. 后移转体：动作同 4，但左右方向相反。

8. 收脚掌臂：动作同 5，但左右方向相反。

9. 弓步搂推：动作同 3，方向相同。

10. 要点

（1）搂膝拗步共做 3 个，动作 1、3 是左式，动作 2 是右式。

（2）注意做动作时上下要协调一致、舒展大方，弓步时两脚跟横向间距不超过肩宽。

第五式　手 挥 琵 琶

1. 跟步伸臂：在上式基础上，重心前移，右脚向前半步，落于左脚跟后，横向距离约两拳。随之右臂略向前伸，眼看右手。

2. 虚步举臂：上体后坐，重心全落在右腿，左脚上提并向前跨一步，脚跟着地成虚步。同时，左手向上内方划小半弧停于左前方，与鼻高，掌心向右；右手渐收至左肘内侧，掌心向左，眼观左手。

3. 要点：腿、臂部均要成圆弧形、微屈，动作稳、准、圆。

第六式　左 右 倒 卷 肱

1. 转体平臂：上体微右转，右手经腹前向右侧上方划大弧，指尖同耳平，掌心向上，眼看右手。同时，左手掌心外旋向上，左臂向左前方伸展，上体左转，眼看左手，呈两臂平举，但肘部微屈。

2. 提脚屈肘：上体稍左转，左脚提收向后退一步。右臂屈卷，右手收至肩上、耳侧，掌心斜向下方。左手开始后收。

3. 退步推掌：上体继续左转，重心后移，左腿退步，左脚踏实。右脚以脚掌为轴扭直，脚跟离地，右膝微屈，成右虚步。右手推至体前，腕与肩同高，掌心向前。左手向后、向下划弧，收至左腰侧，手心向上，目视右掌。

4. 转体平臂：上体稍左转。左手向左后上方划弧，与头同宽，掌心向上，左臂微屈，右手翻转停于体前。头随身体转动。

5. 提脚屈肘：上体稍右转，右脚提收向后退一步。左臂屈卷，左手收至肩上耳侧掌心斜向前下方。右手开始后收。

6. 退步推掌：上体继续右转，重心后移，右脚踏实。左脚以脚掌为轴扭直，脚跟离地，左膝微屈，成左虚步。左手推至体前，腕与肩同高，掌心向前。右手向后、向下划弧,收至右腰侧。目视左手。

7. 要点:左右卷肱共做 4 个。两臂平举的方向应为左前或右前方,提脚(屈膝)与屈肘应同时。上下肢动作协调,脚跟方向、眼神应与转体一致。

第七式　左 揽 雀 尾

1. 转身抱球:上体右转,以右脚跟、左脚尖为轴,使右脚尖、左脚跟相应调整方向。右手向上向右划弧后屈臂于右胸前,左手向下向右划弧后至右腹前,如抱球状,掌心相对。左脚收至右脚内侧,成左丁虚步,眼看右手。

2. 弓步掤臂:上体微左转,左脚向左前方上一步,先脚跟、后脚掌全着地,缓慢之左弓步,重心也随之移动。同时,左臂屈臂向左前方掤出,屈腕,掌心向内自然落于右胯旁,掌心向下指尖朝前。右腿自然绷直,眼看左手。

3. 转体伸臂:上体微左转,重心微向前。左手随即前伸并翻掌,向下经腹前划弧至右胸前。右手稍向内上方屈肘后即向上方划弧,眼看左手。

4. 转体后捋:在上式的基础上,上肢运转的同时,上体转向右,重心缓移至右腿并屈膝。此时,右臂已至右上方,手与耳平;左手在右胸前,靠近右肘,两掌心斜向对,眼看右手。

5. 弓步前挤:身体微左转,右手向前下方运至胸前,左手从胸前屈臂与右手相平,掌心相对,相距约两拳,然后同往前挤。重心随上体继续左转和前移,渐变为左弓步。右手变为右立掌,左手变为左横掌,双手成十字手后,右掌转腕翻于左手之上,左掌翻腕朝前下方,呈双掌向前,手与胸同高。

6. 后坐收手:两掌向左右方分开与肩同宽,并随即翻掌向上屈肘,随身体重心的后坐而回收于胸前。重心后移至右腿,眼平视前方。

7. 弓步推掌:双掌收于腹前后,同时向上、向前方并排呈弧线推出,身体重心随两臂运动缓缓向前,由后坐姿势变为左弓步。

8. 要点:运作时上体保持舒松正直,不可俯仰、凸臂,双手推、接动作(捋、挤、按)应与上体和下肢动作协调一致。

第八式　右 揽 雀 尾

1. 转体扣脚:身体后坐并向右转,将重心移至右腿。左脚尖翘起内扣一个角度,右手平行向右后方划弧至右侧,掌心向外,双臂呈圆环状,眼看右手。

2. 收脚抱球:右臂向下向内、左臂向右向内分别向腹胸部划弧,形成抱球势,掌心相对。同时,上体重心左移,右脚向左脚收拢成左丁步,眼看左手。

3. **弓步掤臂**:同第七式2,但左右方向相反。

4. **伸臂后将**:同第七式3、4,但左右方向相反。

5. **弓步前挤**:同第七式5,但左右方向相反。

6. **后坐收手**:同第七式6,但左右方向相反。

7. **弓步推掌**:同第七式7,但左右方向相反。以上完成右揽雀尾。

8. **要点**:运作时上体保持舒松正直,不可俯仰、凸臀,双手推、接动作(将、挤、按)应与上体和下肢动作协调一致。

第九式 单　鞭

1. **转体扣脚**:上体后坐,重心缓移至左脚,右腿自然伸直、右脚尖内扣。同时左臂向左上方划弧,指尖与鼻尖相平,掌心向外。右手向左经腹前至左胸前,掌心斜向右上方,眼看左手。

2. **丁步勾手**:上体向右转,将重心逐步从左脚移至右脚。同时,左臂向右上方经胸前划弧至右前方,腕与肩相平、掌心向外。左手向下向内划弧经腹前至右胸前,掌心向后。在上肢动作时,左腿同时收于右脚内侧成右丁步,右手屈腕变勾手,眼看右手。

3. **弓步推掌**:上体向左转,左脚随之向前跨一步,脚跟、脚掌先后着地,重心缓慢移至左脚。与此同时,左手向上经面前向左划弧至左前方,掌腕外旋变立掌向前推出,右臂保持勾手随身体微转。

4. **要点**:注意沉肩垂肘、松腰沉胯、舒指展掌。

第十式 云　手

1. **转体扣脚**:上体后坐,使重心缓移至右腿,左脚尖内扣。同时,左手向下经腹前划弧至右肩前,掌心斜向后,右手由勾手变立掌,掌心向前,眼看左手。

2. **云手收脚**:上体缓左转,重心左移至左脚、微蹲。同时,左手经面前向左划弧,至左前方时转腕使掌心向外,右手向下经腹前向左划弧至左手时内侧,掌心斜向后上方。此时,右脚应收至左脚内侧约一拳处,两脚平行,眼看左手。

3. **云手跨步**:上体缓右转,重心缓移至右脚,左脚向左侧方跨一步,脚尖、脚跟先后着地。同时,右手经面前向右划弧,至右前方时转腕掌心向外;左手向下、向右经腹前划弧至右肘内侧,掌心斜向后上方,眼看左手。

4. 云手收脚：同动作 2 所示。

5. 云手跨步：同动作 3 所示。

6. 云手收脚：同动作 2 所示。

7. 要点：云手共做 3 个。两手交叉在面前做立圆运作，要求手不低于腰腹，眼随手动。

第十一式　单　　鞭

1. 转体勾手：重心缓移至右脚，上体右转。右手向上、向右经面前划弧至右侧上方高于眼平、掌心向内；左手向下经腹部划弧至右肩前，掌心向内。随后右手由掌变为勾手，指尖向下，屈腕与耳平。同时，左脚跟提起成丁步，眼看右手。

2. 弓步推掌：上体缓左转，左脚向左前方跨一步，脚跟、脚尖先后着地，重心前移成左弓步。同时，左手经面前向左上方划弧，至左前方时翻腕，掌心向外，并继续向左前方推出，腕与肩同高，眼看左手。

3. 要点：注意沉肩垂肘、松腰沉胯、舒指展掌。

第十二式　高 探 马

1. 跟步翻掌：重心前移，右脚跟半步，上体微右转，右勾手变掌，左手转腕，使两掌心均向上。重心落于右脚，左脚跟提起，眼看左手。

2. 虚步推掌：上体左转，右手屈臂经耳侧向前推（探）掌，掌心斜向前下指尖同鼻高。同时，左手屈肘内收至腰侧，掌心向上，左地成虚步，眼看右手。

3. 要点：上下肢动作协调一致，勾变掌、翻腕、跟步同时进行。

第十三式　右 蹬 脚

1. 活步穿掌：左手向右腕上方穿出，两腕交叉，两掌背相对。同时，左脚提起向左前方挪小半弓步，脚跟着地，眼看左手。

2. 弓步翻掌：重心向左脚转移，屈膝前弓，右腿自然伸直，成左弓步。左腕内旋掌心向内，使两掌心相对呈横向球状，眼看左手。

3. 收脚合抱：重心定于左脚，右脚收于左脚内侧，脚尖点地成虚步。同时，两手向左右方分开划弧，再转向内经腹前交叉合抱于胸前，手心向内，右手在外，眼看右前方。

4. 提膝翻掌：右腿屈膝提起，左腿慢慢伸直成独立式。同时，两手随势上提,转腕翻掌向上升成立掌,眼看右前方。

5. 蹬脚举掌:右脚尖翘起向右前方缓蹬右腿,力贯脚跟,脚高与腰平。同时,两手臂向左右方分开平举,立掌、掌心向外,眼看右手。

6. 要点:蹬脚难度较大,要求上下肢动作协调,重心变换动作要柔和,左腿独立时要站得稳。上体保持正直,不弯腰凸臀。初学者可蹬脚高度可稍低,宜逐步提高。

第十四式 双峰贯耳

1. 屈膝举臂:右腿屈膝脚下落,恢复左独立式。左手向内划弧至胸前,两臂曲肘平收于胸前(膝盖上方),掌心向上,眼看两手。

2. 屈膝落臂:左腿屈膝半蹲,右脚向右前方落(跨)一步,脚跟、脚掌先后落地。同时,两手向下划弧分落于胯两侧,掌心向上,指尖朝前,眼平视前方。

3. 弓步贯拳:重心缓移至右腿,右腿随之屈膝,成右弓步。同时,两手继续向后,并旋腕变拳经左右两侧向前上方划弧至面部前方,两臂稍内屈、拳微内扣、拳眼斜向下方,高不过耳,两拳相距约一拳。

4. 要点:弓步与贯拳应协调一致,定势时应沉肩曲肘。

第十五式 转身左蹬脚

1. 转身扣脚:继上式,上体后坐重心后移,左腿半屈支撑全身。上体左转,右脚尖内扣脚掌着地,两拳变掌向左右分开成平举臂,掌心向前,眼看左手。

2. 收脚合抱:重心再移至右腿,左脚收至右脚内侧,脚尖点地成虚步。同时,两手由两侧向下向内划弧交叉合抱于胸前、左手在外、手心向面部,眼看左前方。

3. 提膝翻掌:同"第十三式 右蹬脚"中"4. 提膝翻掌",但左右方向相反。

4. 蹬脚举掌:同"第十三式 右蹬脚"中"5. 蹬脚举掌",但左右方向相反。

5. 要点:蹬脚难度较大,要求上下肢动作协调,重心变换动作要柔和,左腿独立时要站得稳。上体保持正直,不弯腰凸臀。初学者可蹬脚高度可稍低,宜逐步提高。

第十六式 左下势独立

1. 收腿勾手:左腿屈膝脚下落,脚尖下垂成右独立式。同时,上体微右转,右手掌变勾,勾尖朝下;左掌向右上方划弧,经面前停于右肩前,掌心斜向后,眼看右手。

2. 仆步穿掌:右腿屈膝下蹲,左脚向左侧伸出成左仆步。同时,左手向下向左经腹前顺左腿内侧向前穿出,掌心向外,眼看左手。

3. 弓步立掌:右腿蹬直,脚尖内扣,左腿逐步屈膝,身体重心前移,渐变为左弓步。同时,左臂随势向前上方成立掌,掌心向右,右勾手向前方划弧。

4. 提膝挑掌:重心全移至左腿,右腿屈膝并缓缓提起成独立式。同时,右手转腕,由勾变掌经右腿外侧,屈肘挑掌立于右腿上方,成立掌,掌心向左,掌高齐眉。左手自然下落于左胯旁,掌心向下、指朝前,眼看右手。

5. 要点:仆步穿掌时上体要中正直立,掌下落,穿掌要自然转腕。右手挑掌时,左手下落有一个按的动作。

第十七式　右 下 势 独 立

1. 落脚勾手:右脚下落于左脚右前方,脚尖点地,上体微向左转,左脚跟随之内旋,重心仍在左脚。同时,右掌随体转经面部向左划弧停于左肩前,掌心斜向后;左手半屈时向左上方划弧,并变勾手,勾尖朝下,与肩平齐,眼看左手。

2. 仆步穿掌:同"第十六式　左下势独立"中"2. 仆步穿掌",但左右相反。

3. 弓步立掌:同"第十六式　左下势独立"中"3. 弓步立掌",但左右相反。

4. 提膝挑掌:同"第十六式　左下势独立"中"4. 提膝挑掌",但左右相反。

5. 要点:仆步穿掌时上体要正直,掌下落,穿掌要自然转腕。右手挑掌时,左手下落有一个按的动作。

第十八式　左 右 穿 梭

1. 落脚抱球:左脚向左前方落步,上体左转,重心缓移至左脚,并屈膝支撑。右脚随上体左转向前收于左脚内侧,脚尖点地成虚步。收脚与抱球动作应一致。左手前臂内转,由立掌变平掌,掌心向下,右手随转体向左前方划弧屈臂于左腹前,掌心向上,两手斜相对成抱球状,眼看左手。

2. 弓步架推:上体右转,右脚向右前跨一步,脚跟、脚掌先后着地,重心前移,并渐变为右弓步。同时,右手向右前上方划弧,架掌于头部右上方,略高于头,掌心斜向前上方,左手经胸前向右前方,指尖与鼻平,立掌朝前,眼看左手,此为左穿梭式。

3. 收脚抱球：重心稍后移，将右脚尖稍外展，随后将重心移至右脚，左脚缓提向前收于脚内侧成虚步。同时，右臂向内、向下，屈于右胸前，左臂向下向右划弧停于胸前，两掌相对成抱球状，眼看左手，完成左穿梭。

4. 弓步架推：同"2. 弓步架推"，但左右方向相反。此为右穿梭。

5. 要点：保持上体正直，沉胯敛臀，上下肢动作一致。

第十九式　海　底　针

1. 跟步提手：重心稍前移，随即提右脚，向前紧跟半步，重心后坐移至右腿，屈膝承重，提起左脚离地一拳高。同时，上体随之微右转，右臂下落划弧向右上方，随之转腕转掌停于右耳侧，掌心向左。左手向前下方自然下落停于左腿上方，掌心向下指朝前，眼看右前方。

2. 虚步插掌：左脚稍前点地成虚步，上体左转。右手由上而下划弧插于左膝前上方，掌心向左，指朝下。向后下方划弧后停于左胯旁，掌心向下、指朝前，眼看前下方。

3. 要点：上体先右后左转动，上体保持正直。

第二十式　闪　通　臂

1. 提手提脚：右臂微屈向上提齐胸高，左手向前上方提起划弧停于右肘内侧，两掌心斜相对。同时，左腿微屈上提至离地一拳高，眼看右手。

2. 跨步翻掌：左脚向前跨一步，脚跟着地，脚尖上翘。同时，右前臂向内上、曲肘、转腕，掌心向外与眼平，左臂稍上掌心相向，与右臂成环状，眼看右手。

3. 弓步推掌：重心继续前移，左脚掌落地，逐渐成左弓步。同时，上体微右转，右手向右上方划弧，掌心斜向上，略高于头；左臂向右前方推出，掌心斜向右，指尖斜向上与鼻同高，眼看左手。

第二十一式　转身搬拦捶

1. 后坐扣脚：重心后移至右脚，屈膝承重，左脚尖上翘内扣，上体右转。同时，右手向右向下划弧落于体右侧，掌心斜向外，指朝上。左手向上向右划弧停于头左侧，指尖斜向右上方，略高于头，眼看右手。

2. 转身握拳：重心移至左脚，屈膝承重，上体继续右转。同时，右手由掌变拳，经腹前至左肋旁，拳眼向下。左掌基本保持不变，眼看右前方。

3. 搬拳收脚：身体右转，右拳经胸前以肘关节为轴向上向前抡出，拳眼向上，拳背为力点；左手自然落于左胯旁，掌心向下指朝前。同时，右脚经左脚内侧收起再向右前方迈出，脚尖外撇脚跟着地，眼看右拳。以上完成了搬拳动作。

4. 上步拦掌：上体右转，重心移至右腿，脚掌着地屈膝承重。同时，左手经体侧向前划弧拦出，肘微屈，掌心向前下方。右拳内旋，右臂向右后方划弧收至右腰侧，拳心向上眼看左手。

5. 弓步打拳：重心左移，左腿屈膝承重成左弓步。同时，右拳用力向前打出，拳眼斜向上齐胸高。左手微后，手掌附于右臂内侧，眼看右拳，完成捶拳动作。

6. 要点：搬拳应与收跨出右脚同步，拦拳应与左脚跨步同步，捶掌应与左弓步同步。上下一致，同时完成。

第二十二式　如封似闭

1. 穿手翻掌：左手由右腕下向前穿出，同时右拳变掌，两掌心翻向上，先并列后向左右缓缓分开，宽不过肩，眼看双掌。

2. 后坐收掌：重心后移至右腿，左脚尖上翘。同时，两臂曲肘内收，经胸前转腕翻掌下按于腹前，掌心朝前下方，眼看前方。

3. 弓步推掌：重心前移，左脚掌着地，左腿屈膝承重、成左弓步。同时，两掌有腹前上方弧形推出，前臂微曲，掌心斜向上，高与肩平，宽不过双肩，眼平视前方。

4. 要点：上体正直，后坐不挺腹，前推时不凸臀。

第二十三式　十字手

1. 转体平臂：上体后坐右转，重心移至右腿，左脚尖上翘内扣。右手随转体向右平摆划弧与左臂形成平举，两掌心向外，两肘微曲。随之右脚尖向外摆，眼看右手。

2. 收脚合抱：重心缓移至左腿，左腿屈膝承重，右脚尖内扣，随即提起向左并步收回，两脚与肩同宽。同时，两手下落经腹前向上屈臂合抱于胸前，双腕同肩高，双掌心向后成十字手，右手在前。双腿同时逐渐伸直，眼看正前方。

3. 要点：两手平举、合抱与变换重心动作要慢、稳，协调一致，注意合抱时不要弯腰凸臀。

第二十四式 收 势

1. 翻掌举臂：下身不动，两掌同时内旋翻掌向下，转腕，两前臂由内向外伸出，平举、高与胸齐，宽不过肩。掌心向下，臂微曲，眼平视前方。

2. 落手垂臂：两手自然慢慢下落至体侧，掌心向内指朝下，眼平视前方。

3. 收脚还原：重心缓移至右脚，慢提左脚脚跟，脚尖离地约半拳，向右落于右脚内侧，缓慢着地。再移重心于双脚间，自然站立，平视前方。

4. 要点：动作要十分缓慢柔和，并与呼吸相配合。一般举臂时吸气，两手下按时呼气，气沉丹田。

（六）疗程

太极拳集颐养性情、强身健体、技击对抗等多种功能为一体，结合阴阳五行之变化、中医经络学、导引术和吐纳术形成的一种内外兼修、柔和、缓慢、轻灵、刚柔相济的中国传统拳术。每天可练 2～3 次，每次 30 min 左右，3 个月为 1 个疗程。

（唐燕萍　王立昊）

附录一：太极拳流程图

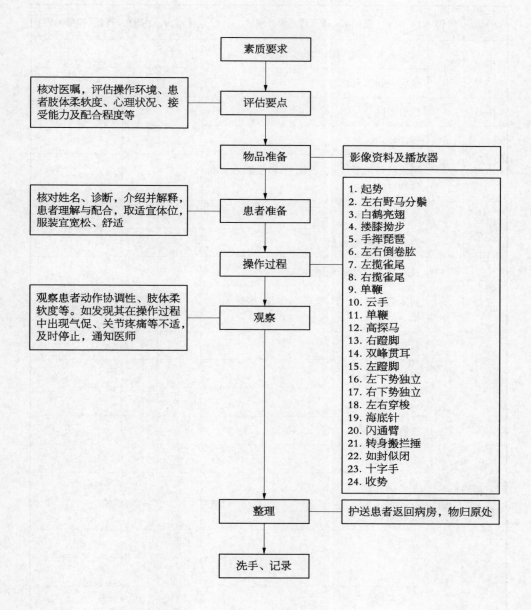

素质要求

核对医嘱，评估操作环境、患者肢体柔软度、心理状况、接受能力及配合程度等 —— 评估要点

物品准备 —— 影像资料及播放器

核对姓名、诊断，介绍并解释，患者理解与配合，取适宜体位，服装宜宽松、舒适 —— 患者准备

操作过程 ——

1. 起势
2. 左右野马分鬃
3. 白鹤亮翅
4. 搂膝拗步
5. 手挥琵琶
6. 左右倒卷肱
7. 左揽雀尾
8. 右揽雀尾
9. 单鞭
10. 云手
11. 单鞭
12. 高探马
13. 右蹬脚
14. 双峰贯耳
15. 左蹬脚
16. 左下势独立
17. 右下势独立
18. 左右穿梭
19. 海底针
20. 闪通臂
21. 转身搬拦捶
22. 如封似闭
23. 十字手
24. 收势

观察患者动作协调性、肢体柔软度等。如发现其在操作过程中出现气促、关节疼痛等不适，及时停止，通知医师 —— 观察

整理 —— 护送患者返回病房，物归原处

洗手、记录

附录二：太极拳考核评分标准

项目	分值	技 术 操 作 要 求	标准分	得分	备注(扣分内容)
素质要求	4	仪表大方,举止端庄、态度和蔼	2		
		戴表,服装、鞋帽整洁	2		
核对	4	核对医嘱	4		
评估	6	操作环境	3		
		病人肢体柔软度、心理状况、接受能力及配合程度	3		
用物准备	6	洗手,戴口罩	3		
		影像资料及播放器	3		
病人准备	8	核对姓名、诊断,介绍并解释	4		
		病人理解与配合,取适宜体位,服装宜宽松、舒适	4		
操作过程	48	起势	2		
		左右野马分鬃	2		
		白鹤亮翅	2		
		搂膝拗步	2		
		手挥琵琶	2		
		左右倒卷肱	2		
		左揽雀尾	2		
		右揽雀尾	2		
		单鞭	2		
		云手	2		
		单鞭	2		
		高探马	2		

（续表）

项目	分值	技 术 操 作 要 求	标准分	得分	备注(扣分内容)
操作过程	48	右蹬脚	2		
		双峰贯耳	2		
		左蹬脚	2		
		左下势独立	2		
		右下势独立	2		
		左右穿梭	2		
		海底针	2		
		闪通臂	2		
		转身搬拦捶	2		
		如封似闭	2		
		十字手	2		
		收势	2		
观察	6	观察病人动作协调性、肢体柔软度	6		
整理	6	护送病人返回病房,物归原处	6		
记录	2	记录及时内容符合要求	2		
理论提问	10	太极拳的适应证	10		
		太极拳的疗程			
本人已知晓扣分原因及正确操作步骤 签名:			得分:		

其 他 技 术

第一节 中药离子导入技术

(一) 定义

中药离子导入技术是利用直流电(或低频脉冲电场)将药物离子通过皮肤或穴位导入人体,作用于病灶,起到活血化瘀、软坚散结、抗炎镇痛、促进创面愈合等作用的一种操作方法。

(二) 常用穴位

1. 各种关节疼痛、腰背痛、颈肩痛:风府、风门、阿是穴、腰阳关、肾俞、肩井、大椎穴等穴。

2. 膀胱痉挛疼痛:足三里穴。

3. 盆腔炎引起的腹痛不适:关元、中极、子宫、八髎穴等穴。

4. 各种慢性疾病所致的疼痛、术后伤口疼痛、局部水肿:承山穴。

5. 术后腹胀、便秘、胃肠功能紊乱:足三里、中脘、大肠俞、神阙穴、内关、脾俞、胃俞、肺俞等穴。

6. 术后伤口愈合缓慢:足三里穴。

7. 咳嗽咯痰、喘息气短:肺俞、定喘、膏肓等穴。

8. 胃脘疼痛胀满、嗳气、反酸:足三里穴。

9. 心慌、胸闷、胸痛:心俞穴。

10. 眩晕、头痛:阿是穴、肩井、大椎等穴。

11. 肾病虚劳、淋证:肾俞穴。

12. 慢性肾衰、腰酸膝软、倦怠乏力:肾俞穴。

13. 术后伤口疼痛、局部水肿:承山穴。

14. 半身不遂、肢体麻木、乏力:上肢取手三里、肩颈、曲池、合谷、外关等穴;下肢取足三里、委中、昆仑、悬钟、阳陵泉等穴。

(三) 适应证

中药离子导入技术适用于各种急、慢性疾病引起的关节疼痛、腰背痛、颈肩痛、膀胱痉挛疼痛及盆腔炎所致腹痛等症状;术后伤口疼痛及局部水肿,术后腹胀、便秘、伤口愈合缓慢;咳嗽咯痰、喘息气短等;胃脘疼痛胀满、嗳气、反酸;心慌、胸闷、胸痛、眩晕;肾病虚劳、淋证等症状。

(四) 禁忌证

1. 治疗部位有金属异物者、患有心脏疾病或带有心脏起搏器者、孕妇、血压异常者,慎用此治疗方法。

2. 恶性血液系统疾病、恶性肿瘤、急性湿疹以及对直流电不能耐受者,忌用此疗法。

(五) 操作前准备工作

1. 评估

(1) 病室环境,室温适宜。

(2) 主要症状、既往史及过敏史、是否妊娠。

(3) 感知觉及局部皮肤情况。

2. 告知

(1) 治疗时间一般为 20 min。

(2) 治疗期间会产生正常的针刺感和蚁走感,护士可根据病人感受调节电流强度。

(3) 局部如有烧灼或针刺感不能耐受时,立即通知护士。

(4) 中药可致局部皮肤颜色着色,数日后可自行消退。

3. 用物准备:中药制剂,离子导入治疗仪,治疗盘,弯盘,镊子,垫片 2 个,纱布,沙袋,温水,水温计,绷带或松紧搭扣或胶布,小毛巾。

(六) 操作步骤

1. 操作人员应穿工作服,必要时戴口罩、帽子,操作前后做好手卫生。

2. 核对医嘱,评估病人,做好解释,调节适当室温。

3. 备齐用物,携至床旁。

4. 协助病人取舒适体位,暴露治疗部位。

5. 方法

(1) 将电极板一样大小的 2 块纱布浸没于 38~42℃ 的中药液后取出,拧至不滴水为宜,平铺于治疗部位。或将2块纱布浸没温水中后拿出,拧至不滴水为宜,将调制的中药制剂如大黄膏均匀涂抹在纱布上,直径约 2 cm,厚度 0.2～0.4 cm。

（2）打开电源开关,将电极板置于纱布上方,2个电极板相距 2～4 cm,绷带或松紧搭扣或胶布固定,必要时使用沙袋。启动输出,调节电流强度,时间 20～30 min、热度 0～5 档、强度 5～30 档,至病人耐受为宜。具体操作参照仪器说明书进行。

6. 治疗中询问病人感受,根据实际情况随时调节电流强度。如病人主诉疼痛,立即停止治疗。

7. 治疗结束时,切断电源,取下电极板。擦干局部皮肤,观察皮肤情况。

8. 操作结束,协助病人着衣。安排舒适体位,整理床单位。

（七）疗程

首次疗程应避免过长时间操作,且操作时电流强度先调至较轻模式耐受后逐渐增加。1～2 次/d,12 次为 1 个疗程。

（八）用物处理原则

诊疗操作中使用的仪器保持清洁,电极片用 75％酒精一人一用一消毒。遵循一用一消毒、彻底清洁及消毒后再使用。使用的胶布、纱布,应一人一用一丢弃、一次性使用。

（唐燕萍　陈　波）

附录一: 中药离子导入技术操作流程图

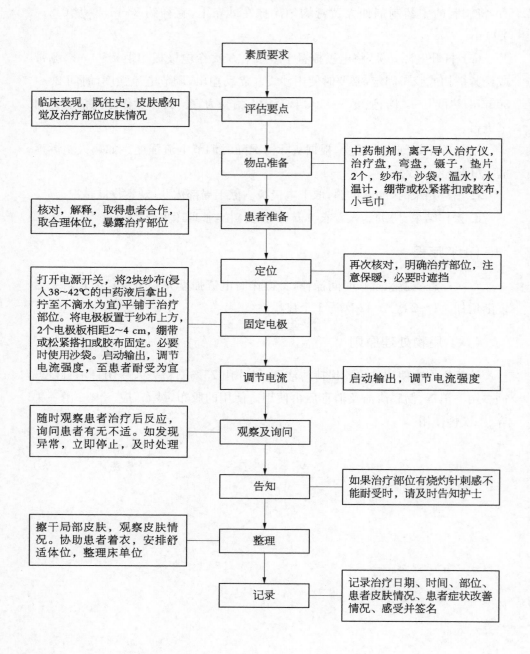

	素质要求	
临床表现, 既往史, 皮肤感知觉及治疗部位皮肤情况	评估要点	
	物品准备	中药制剂, 离子导入治疗仪, 治疗盘, 弯盘, 镊子, 垫片2个, 纱布, 沙袋, 温水, 水温计, 绷带或松紧搭扣或胶布, 小毛巾
核对, 解释, 取得患者合作, 取合理体位, 暴露治疗部位	患者准备	
	定位	再次核对, 明确治疗部位, 注意保暖, 必要时遮挡
打开电源开关, 将2块纱布(浸入38~42℃的中药液后拿出, 拧至不滴水为宜)平铺于治疗部位。将电极板置于纱布上方, 2个电极板相距2~4 cm, 绷带或松紧搭扣或胶布固定。必要时使用沙袋。启动输出, 调节电流强度, 至患者耐受为宜	固定电极	
	调节电流	启动输出, 调节电流强度
随时观察患者治疗后反应, 询问患者有无不适。如发现异常, 立即停止, 及时处理	观察及询问	
	告知	如果治疗部位有烧灼针刺感不能耐受时, 请及时告知护士
擦干局部皮肤, 观察皮肤情况。协助患者着衣, 安排舒适体位, 整理床单位	整理	
	记录	记录治疗日期、时间、部位、患者皮肤情况、患者症状改善情况、感受并签名

附录二：中药离子导入技术操作考核评分标准

项目	分值	技 术 操 作 要 求	标准分	得分	备注(扣分内容)
素质要求	4	仪表大方，举止端庄、态度和蔼	2		
		戴表，服装、鞋帽整洁	2		
核对	4	核对医嘱	4		
评估	6	临床症状，既往史，过敏史，是否妊娠	3		
		皮肤感知觉，局部皮肤有无破溃及炎性渗出	3		
用物准备	6	洗手，戴口罩	3		
		备齐并检查用物	3		
环境和病人准备	8	病室整洁明亮、保护隐私、注意保暖、避免对流风	4		
		核对解释，嘱病人排空二便。协助病人取舒适体位，暴露治疗部位	4		
操作过程	50	核对医嘱，清洁皮肤	5		
		电源及电连接极输出线，检查仪器性能	3		
		将2块棉纱布浸入中药液加热至38～42℃，拿出棉纱布拧至不滴水	5		
		将正负电极板正确放入棉纱布内，平置于治疗部位，覆盖隔水布，用绷带或松紧搭扣固定	5		
		启动输出，从低到高缓慢调节电流强度，询问病人感受至耐受为宜	5		
		观察仪器运行情况，随时询问病人感受，及时调节电流强度，保暖	5		
		告知相关注意事项：治疗时间20～30 min，如有不适及时通知护士	8		
		协助病人取舒适体位，整理床单位	3		

（续表）

项目	分值	技 术 操 作 要 求	标准分	得分	备注（扣分内容）
操作过程	50	清洁皮肤	2		
		治疗结束后：取下电极板、擦干皮肤、关闭电源，协助病人取舒适体位，整理床单位	4		
		观察皮肤有无红疹、烫伤、过敏	3		
		洗手，核对	2		
操作后处置	6	用物按《医疗机构消毒技术规范》处理	2		
		洗手	2		
		记录	2		
评价	6	流程合理、技术熟练、局部皮肤无损伤、询问病人感受	6		
理论提问	10	中药离子导入的禁忌证	10		
		中药离子导入的注意事项			
本人已知晓扣分原因及正确操作步骤 签名：			得分：		

第二节 蜡疗法技术

(一) 定义

蜡疗法是指将医用蜡加热熔化后涂抹贴敷于患处，或将患部浸入熔化后的蜡液中、使患处局部组织受热，从而起到活血化瘀、温通经络、祛湿除寒作用的一种操作方法。

(二) 常用穴位

1. 头痛：印堂、太阳、四白、神庭等穴。
2. 肩周炎/关节强直：肩贞、大椎、天宗、曲池、内关等穴。
3. 急性腰扭伤/腰腿痹痛：风市、委中、足三里、血海等穴。
4. 腰腿痛：阳陵泉、阿是穴等穴。

(三) 适应证

头痛，颈肩痛，关节扭伤，骨折复位后等。非感染性炎症所致的关节功能障碍，如关节强直、挛缩等症状。

(四) 禁忌证

1. 操作前应了解病情，特别注意患下列疾病者不宜进行蜡疗术，如破伤风、狂犬病、精神失常及精神病发作期、恶性肿瘤中晚期、严重心血管疾病、肝肾功能不全不宜进行蜡疗术。
2. 中度或重度心脏病者不宜进行蜡疗术。
3. 高度过敏及有感知觉障碍者不宜进行蜡疗术。
4. 高热、全身剧烈抽搐或痉挛者不宜进行蜡疗术。
5. 有出血倾向、血凝障碍者不宜进行蜡疗术。
6. 婴幼儿不宜进行蜡疗术。

（五）操作前准备工作

1. 评估

（1）病室环境，室温适宜。

（2）主要症状、既往史，是否有出血性疾病、过敏史。

（3）肢体对温度的反应情况。

（4）消除顾虑与恐惧，树立治疗信心。

2. 告知

（1）操作方法、目的及作用。

（2）穿棉质宽松的衣裤。

（3）局部有灼热感或出现皮疹、水疱等情况，应及时告知护士。

（4）一般一次操作时间为 30～60 min。

3. 用物准备：治疗盘，蜡，纱布，瓷盘，棉垫，绷带，温度计。必要时备屏风、毛毯、毛巾等物。

（六）操作步骤

1. 核对医嘱，评估病人，做好解释，确定蜡疗部位。嘱病人排空二便，调节室温。

2. 医务人员应穿工作服，必要时戴帽子、口罩，操作前后做好手卫生。

3. 根据患处情况，选择合适的蜡疗方法。

4. 备齐用物，携至床旁，协助病人取舒适卧位。充分暴露蜡疗部位皮肤，注意保暖及隐私保护。

5. 操作完毕清洁局部皮肤，必要时则协助病人清洗手足。

（七）疗程

首次疗程应避免过长时间操作，且操作时手法力度需轻柔。通过一次治疗得到痊愈，则可停止进一步治疗。如症状仍未消退，病情急者，一般 1 次/d，对连续几天蜡疗的病人，应轮换蜡疗部位。若为慢性病，则 1 次/d，3～7 d 为 1 个疗程，若不愈，可休息 2～3 d 再继续治疗。若病人感觉疲劳，应休息几日再予以蜡疗。

(八) 用物处理原则

采用蜡疗工具时,须遵循一人一用、彻底洗净及消毒的原则。提倡具备条件的医疗单位,将蜡疗工具提交至消毒供应中心进行统一处理。优先考虑运用机械清洗和高温湿热的消毒方式。

（唐燕萍　陆燕华）

附录一：蜡疗技术操作流程图

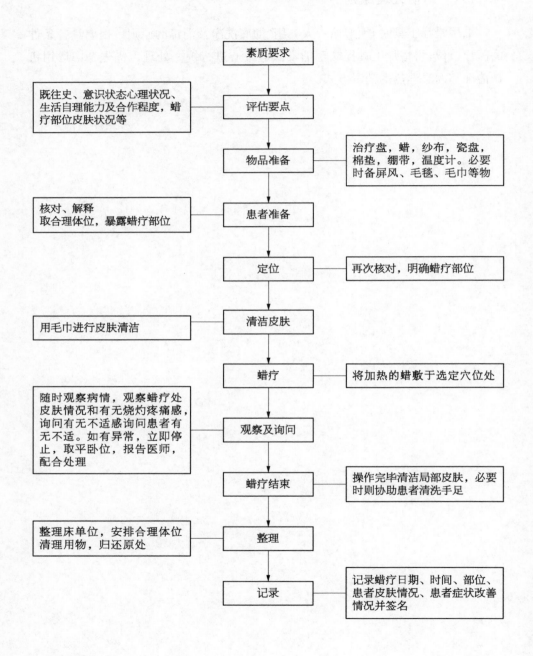

	素质要求	
既往史、意识状态心理状况、生活自理能力及合作程度，蜡疗部位皮肤状况等	评估要点	
	物品准备	治疗盘，蜡，纱布，瓷盘，棉垫，绷带，温度计。必要时备屏风、毛毯、毛巾等物
核对、解释 取合理体位，暴露蜡疗部位	患者准备	
	定位	再次核对，明确蜡疗部位
用毛巾进行皮肤清洁	清洁皮肤	
	蜡疗	将加热的蜡敷于选定穴位处
随时观察病情，观察蜡疗处皮肤情况和有无烧灼疼痛感，询问有无不适感询问患者有无不适。如有异常，立即停止，取平卧位，报告医师，配合处理	观察及询问	
	蜡疗结束	操作完毕清洁局部皮肤，必要时则协助患者清洗手足
整理床单位，安排合理体位 清理用物，归还原处	整理	
	记录	记录蜡疗日期、时间、部位、患者皮肤情况、患者症状改善情况并签名

附录二：蜡疗技术操作考核评分标准

项目	分值	技 术 操 作 要 求	标准分	得分	备注(扣分内容)
素质要求	4	仪表大方,举止端庄、态度和蔼	2		
		戴表,服装、鞋帽整洁	2		
核对	4	核对医嘱	4		
评估	6	既往史、意识状态心理状况、生活自理能力及合作程度	3		
		蜡疗部位皮肤状况、对疼痛的耐受程度	3		
用物准备	6	洗手,戴口罩	3		
		备齐并检查用物	3		
环境和病人准备	8	病室整洁、保护隐私、注意保暖、避免对流风	4		
		核对解释,协助病人取舒适体位,暴露蜡疗部位	4		
操作过程	50	核对医嘱,清洁皮肤	5		
		将蜡加热备用	3		
		根据辨证分型进行取穴	5		
		将加热的蜡敷于选定穴位处	5		
		均匀涂抹,以病人能耐受为度,单一方向,不要来回涂抹	5		
		观察罐体吸附情况和有无烧灼疼痛感,询问有无不适感	5		
		顺序一般遵循先头面后手足、先腰背后胸腹、先上肢后下肢、先内侧后外侧,逐步按顺序涂抹	8		
		告知相关注意事项	6		
		清洁皮肤	2		

（续表）

项目	分值	技 术 操 作 要 求	标准分	得分	备注（扣分内容）
操作过程	50	协助病人取舒适体位，整理床单位	3		
		洗手、再次核对	3		
操作后处置	6	用物按《医疗机构消毒技术规范》处理	2		
		洗手	2		
		记录	2		
评价	6	流程合理、技术熟练、局部皮肤无损伤、询问病人感受	6		
理论提问	10	蜡疗的禁忌证	10		
		蜡疗的临床应用			
本人已知晓扣分原因及正确操作步骤 签名：			得分：		

参 考 文 献

［1］王国强.中医医疗技术手册[M].北京：国家中医药管理局,2013.

［2］郁东海,齐昌菊.指压简明图谱[M].北京：中医古籍出版社,2012.

［3］丁炎明,张大双.临床基础护理技术操作规范[M].北京：人民卫生出版社,2015.

［4］张素秋.中医科护士规范操作指南[M].北京：中国医药科技出版社,2017.

［5］张雅丽.现代中西医护理操作技能[M].上海：复旦大学出版社,2013.

［6］张玲娟,席惠君.新入职护士规范化培训[M].上海：上海科学技术出版社,2018.

［7］中华中医药学会.中医护理常规技术操作规范[M].北京：中国中医药出版社,2006.

［8］张晓英.实用中医护理技术教程[M].太原：山西科学技术出版社,2018.

［9］徐东娥.中医适宜技术与特色护理实用手册[M].北京：中国中医药出版社,2021.

［10］许济群.方剂学(第五版)[M].上海：上海科学技术出版社,2018.

［11］查炜.经络穴位按摩大全[M].南京：江苏凤凰科学技术出版社,2017.

［12］郭长青,刘乃刚,胡波.针灸穴位图解[M].北京：人民卫生出版社,2013.

［13］郑锦,孙晓明,李荣华.常用中医诊疗技术操作指南[M].上海：上海科学技术出版社,2013.

［14］程爵棠.刮痧疗法治百病[M].郑州：河南科学技术出版社,2016.

［15］程爵棠.熏洗疗法治百病[M].郑州：河南科学技术出版社,2016.

［16］李国宏.60项护理技术操作流程(修订版)[M].东南大学出版社,2020.

［17］国家中医药管理局办公室,国家卫生计生委办公厅.国家中医医疗技术相关性感染预防与控制指南(试行)(国中医药办医政发〔2017〕22号)[EB/OL].(2017 - 07 - 06)[2024 - 05 - 26]. http://www.natcm.gov.cn/bangongshi/zhengcewenjian/2018 - 03 - 24/838.html.

［18］上海市卫生和计划生育委员会,上海市中医药发展办公室.关于转发《国家中医药管理局办公室、国家卫生计生委办公厅关于印发中医医疗技术相关性感染预防与控制指南(试行)的通知》的通知(沪卫中管便函〔2017〕011号)[EB/OL].(2017 - 08 - 09)[2024 - 05 - 26]. https://wsjkw.sh.gov.cn/zyygz2/20180815/0012-57594.html.